YOGA POSTURAL

Sílvio Camargo

YOGA POSTURAL

CORRIGINDO A POSTURA COM A PRÁTICA DO HATHA YOGA

Editora
Pensamento
SÃO PAULO

Ilustrações: Fábio Benedetto.
Foto: Luiz Cersósimo.

Dados Internacionais de Catalogação na Publicação (CIP)
(Câmara Brasileira do Livro, SP, Brasil)

Camargo, Sílvio
Yoga postural / Sílvio Camargo. -- São Paulo : Pensamento, 2008.

Bibliografia
ISBN 978-85-315-1540-8

1. Aptidão física 2. Yoga 3. Hatha yoga I. Título.

08-04164 CDD-613.7046

Índices para catálogo sistemático:
1. Yoga : Exercícios : Aptidão física 613.7046

O primeiro número à esquerda indica a edição, ou reedição, desta obra. A primeira dezena à direita indica o ano em que esta edição, ou reedição, foi publicada.

Edição	Ano
2-3-4-5-6-7-8-9-10-11	10-11-12-13-14-15

EDITORA PENSAMENTO-CULTRIX LTDA.
Rua Dr. Mário Vicente, 368 — 04270-000 — São Paulo, SP
Fone: 2066-9000 — Fax: 2066-9008
E-mail: pensamento@cultrix.com.br
http://www.pensamento-cultrix.com.br

Ha significa sol; *tha* quer dizer lua.
A palavra yoga quer dizer união.
Hatha Yoga é um conjunto de práticas pelas quais se busca a união, ou integração, dos princípios masculino e feminino, de espírito e matéria, corpo e mente, e assim por diante.

SUMÁRIO

PREFÁCIO

Marcos Rojo Rodrigues

Esta aproximação do Ocidente com o Oriente é muito interessante. Hoje, disciplinas como o yoga chegam até nós e são aplicadas com objetivos diferentes dos originais. Já na Índia, Swami Kuvalayananda dizia que o yoga tem uma mensagem para o corpo humano, para a mente e para a alma humana, deixando para cada um escolher o uso mais adequado para si. Prevendo esse encontro de culturas, afirmava que o yoga deveria ser estudado em laboratório, para que pudesse ser realmente útil.

Para se aplicar o yoga de forma eficiente e segura para necessidades fisioterápicas, é necessário conhecer bem as duas disciplinas. Como fisioterapeuta, o Sílvio permeia com arte, respeito e autoridade os dois universos. O livro passa conhecimentos importantes, de forma acessível e agradável.

O yoga pode ser visto por vários ângulos e esse lado terapêutico é um dos mais recentes, dando a cada praticante a oportunidade de se aproximar dessa antiga disciplina por vários caminhos. Cabe ao instrutor deixar bem claro, o mais rapidamente possível, que o yoga é muito mais do que isso; na verdade, é uma forma de se rever o mundo e nossas prioridades. O estudioso de yoga é um pretensioso: ele quer saber de onde viemos, para onde vamos e qual a razão de nossa existência.

Louvo a estratégia do autor em fazer deste trabalho mais uma forma de se valorizar o yoga, e chamo a atenção do leitor especialmente para o capítulo "Sequências posturais: Algumas recomendações"; aliás, não comece sua prática sem lê-lo cautelosamente.

Agradeço ao Sílvio o privilégio de poder ler o livro antes de você, leitor, e desejo a cada um os melhores resultados na prática deste maravilhoso caminho.

Marcos Rojo Rodrigues é professor de yoga formado pelo Instituto Kaivalyadhama (Índia); Ph.D. em Ciências do Yoga (Índia); Mestre pela Faculdade de Medicina da USP; Graduado em Educação Física pela USP.

APRESENTAÇÃO

Cada vez mais, praticantes e alunos querem entender os "comos" e "porquês" das respirações, posições e movimentos feitos no Hatha Yoga. O interesse por essa orientação é percebido na crescente procura daqueles que desejam aproveitar as práticas amplamente.

É possível corrigir problemas da coluna e postura, melhorar a saúde e conquistar mais qualidade de vida utilizando elementos do Hatha Yoga, em muitos casos com grande eficiência e rapidez. As possibilidades de utilização terapêutica dos conhecimentos do yoga são múltiplas e amplas. O direcionamento das práticas para objetivos específicos, respeitando indicações e contraindicações, otimiza efeitos e proporciona grandes benefícios.

O autor

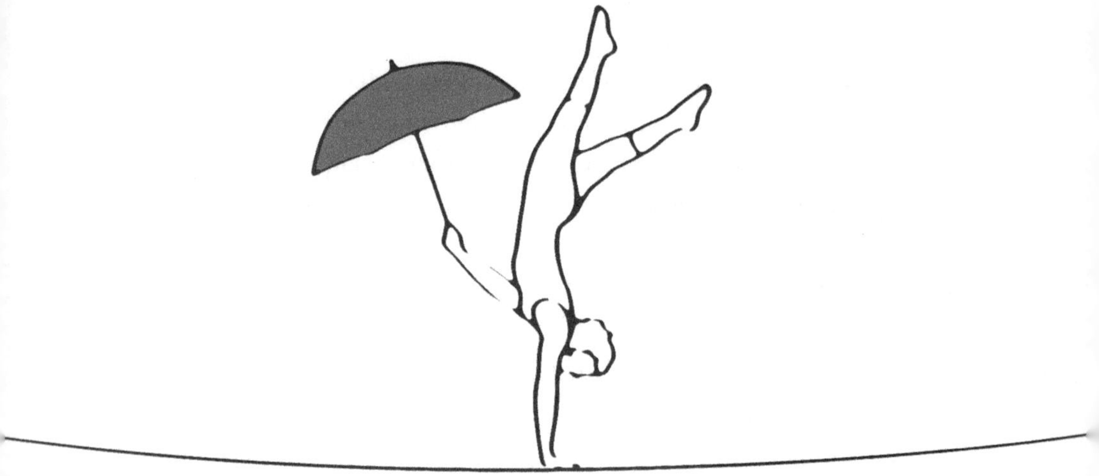

HATHA YOGA E POSTURA

Para se beneficiar com as práticas do yoga, não é necessário fazer malabarismos. Depois de praticar por algum tempo, a maioria das pessoas pode realizar facilmente os conjuntos de exercícios mais importantes que são muito benéficos e, em geral, relativamente simples.

O Hatha Yoga é uma prática democrática e independente, porque não exige aparatos e nem é necessário ter um instrutor sempre ao lado. A execução bem feita dos cerca de cem ásanas (posições) principais é mais do que suficiente para nos deixar em ótima forma física, e qualquer cantinho com um tapete no chão é o que basta para fazer os exercícios.

A má postura[1] cansa e rouba energia do corpo, além de criar pontos de hipertonia[2] e hipotonia[3] muscular. Também ocasiona compressões e tensionamentos que desencadeiam, em maior ou menor grau, desequilíbrios que nos atingem não só no plano físico, mas também no emocional.

Apresentando contrações exageradas e crônicas, a hipertonia provoca tensões e pressões internas indesejáveis, má circulação e fibrose[4] nos órgãos e músculos que por isso se tornam mais vulneráveis a traumatismos. A hipotonia muscular, caracterizada por contrações abaixo do normal, torna a circulação do sangue lenta e insuficiente, favorecendo problemas de eliminação, nutrição e oxigenação nos órgãos, músculos e tecidos corporais em geral. Já a boa postura resulta de um equilíbrio muscular e articular harmonioso, envolvendo o corpo todo.

---

1. Postura: é o alinhamento do corpo quando estamos em pé.
2. Hipertonia muscular: acontece quando um músculo permanece excessivamente tenso ou contraído.
3. Hipotonia muscular: acontece quando um músculo permanece menos tenso do que devia, ou flácido.
4. Fibrose: ocorre quando o tecido muscular é substituído por tecido de sustentação, rico em fibras, com consequente encurtamento e enrijecimento dos músculos.

Quando estamos habituados a posturas defeituosas e antinaturais, é necessário realizar um trabalho de reeducação corporal até que o normal se torne novamente natural. A musculatura esquelética[5] forma um conjunto em que cada parte influencia o todo, e o seu equilíbrio é fundamental para uma boa postura. Por exemplo, a musculatura das pernas e da região pélvica influencia fortemente as curvas da coluna vertebral[6] que estão mais acima, a saber, lombar,[7] dorsal[8] e cervical,[9] assim como o posicionamento dos ombros. Cada músculo não deve estar nem menos, nem mais contraído que o conjunto do corpo.

As articulações precisam ter boa mobilidade e os movimentos devem ser feitos sem contrações musculares desnecessárias. A vida excessivamente sedentária e agitada nas grandes cidades, a respiração geralmente curta e superficial, ao lado de hábitos corporais viciosos que prejudicam a boa postura perturbam, de alguma forma, o funcionamento do organismo como um todo, com repercussões nos diversos aspectos da nossa vida que podem causar grandes transtornos.

A coluna vertebral sustenta o corpo na posição ereta. O seu movimento é tridimensional, sendo possível flexioná-la para a frente, para trás e para os lados. É composta por um conjunto de vértebras[10] sobrepostas umas às outras, articuladas entre si de forma a facilitar nossa locomoção e movimentação. Do

---

5. Musculatura esquelética: é a musculatura que movimenta o corpo.
6. Coluna vertebral: eixo de sustentação do esqueleto. Compõe-se de 33 vértebras: sete cervicais; doze dorsais; cinco lombares; cinco sacras; quatro coccígeas (Fig. 1).
7. Lombar: região da coluna na altura da cintura, composta por cinco vértebras.
8. Dorsal: região da coluna entre as escápulas (omoplatas), composta por doze vértebras.
9. Cervical: região da coluna composta por sete vértebras, que vão desde a base do crânio até a parte alta das escápulas.
10. Vértebras são os ossos que compõem a coluna.

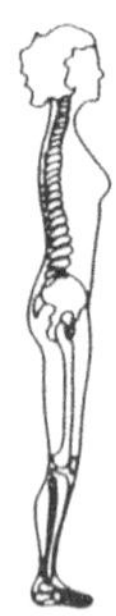

Fig. 1

ponto de vista evolutivo, trata-se de uma estrutura complexa ainda não completamente adaptada à postura bípede do ser humano e menos ainda às condições da vida moderna sedentária.

Determinada por nossa estrutura física, herança genética, pela imitação, por influências socioculturais, fatores psicológicos e hábitos em geral, nossa postura não só reflete como até certo ponto também cria e condiciona uma disposição física e um estado emocional pela repetição de padrões dinâmicos[11] e estáticos.[12]

O corpo humano possui uma surpreendente capacidade de recuperação e autorregulação (homeostase), precisando, na grande maioria das vezes em que há problemas, apenas dos estímulos corretos para ficar bem. Para isso, a prática do Hatha Yoga pode representar valiosa ajuda.

Para pessoas com mais idade, quando bem dosados, os exercícios são especialmente benéficos na osteoporose[13] e na artrose,[14] pois aumentam a força muscular e melhoram a disposição física. Além disso, desequilíbrios posturais que extrapolam os limites biomecânicos[15] do corpo causando cansaço crônico, aumentando a irritabilidade e favorecendo instabilidades emocionais são significativamente reduzidos com a prática do Hatha Yoga.

Por meio de uma ação direta sobre os órgãos internos, o sistema hormonal e os sistemas nervosos voluntário[16] e autônomo,[17] além do bem-estar físico que proporciona, a prática dos ásanas combinada com pranayama[18] e meditação[19] pode ser bastante benéfica para a estabilidade emocional, sendo particularmente eficiente em casos de depressão, ansiedade, bulimia[20] e anorexia nervosa.[21]

---

11. Padrões dinâmicos: referem-se à maneira como nos locomovemos e movimentamos o nosso corpo, com passos curtos ou longos, lenta ou rapidamente, e assim por diante.

12. Padrões estáticos: referem-se aos hábitos posturais, como manter as costas arqueadas, ou retas demais, travar os joelhos na posição em pé etc.

13. Osteoporose: descalcificação excessiva dos ossos, tornando-os frágeis e quebradiços.

14. Artrose: degeneração articular.

15. Biomecânica: processo de funcionamento de um ser vivo. No caso, o corpo humano.

16. Sistema nervoso voluntário ou somático: interage com o meio ambiente à sua volta.

17. Sistema nervoso autônomo ou visceral: diz respeito à vida vegetativa, isto é, ao funcionamento do organismo.

18. *Prana*, em sânscrito, significa energia e *ayama* quer dizer controle, contenção. *Pranayama* se refere às práticas respiratórias destinadas a alterar a circulação de energia do e no organismo.

19. Meditação: reflexão, auto-observação.

20. Bulimia: doença que leva a pessoa a vomitar aquilo que acabou de comer.

21. Anorexia nervosa: doença em que a pessoa deixa de se alimentar por se achar gorda demais, mesmo estando magérrima.

Algumas pessoas questionam se o yoga combina com o jeito ocidental de viver e a sua constante exigência de ação, competitividade e produtividade. A resposta é sem dúvida sim, porque praticando yoga aprendemos a acumular energias, tanto físicas como mentais, de maneira eficiente para enfrentar os desafios da vida. Diferentemente da ginástica ocidental que, em geral, gasta energia de forma administrada, o Hatha Yoga é uma prática energizante, revitalizante e harmonizadora.

O nosso corpo é o instrumento fundamental que temos para enfrentar a vida. Quando está no seu melhor estado de funcionamento, o nosso relacionamento com o mundo fica mais fácil.

YOGA POSTURAL: CONSIDERAÇÕES INICIAIS

O Yoga Postural não é uma nova modalidade de yoga, mas apenas o Hatha Yoga descrito com ênfase em seus aspectos posturais.

O Hatha Yoga presta-se de maneira perfeita à correção postural, quando direcionado para essa finalidade.

O *alongamento* e o *fortalecimento* musculotendíneo[1] são dois itens fundamentais na recuperação e manutenção da boa forma, postura e movimentação corporal, que devem ser somados a um terceiro igualmente importante: o *alinhamento/encaixe* osteoarticular.[2]

Com o passar do tempo, a musculatura posterior do corpo (costas e pernas), que sustenta a postura, tende a encurtar e tornar-se cada vez mais rígida, devido à substituição gradual de fibras musculares por tecido conjuntivo de sustentação. Ao mesmo tempo, a musculatura anterior que alavanca os movimentos (coxas e abdominais) tende a enfraquecer e tornar-se cada vez mais flácida.

Assim, quando a musculatura tende a encurtar onde deveria permanecer longa e enfraquecer onde deveria permanecer forte, as articulações tendem a se deformar e debilitar, perdendo o seu alinhamento e encaixe osteoarticular. Fecha-se então um ciclo vicioso de desconforto e dor, enquanto a movimentação fica comprometida. No entanto, esse processo pode ser contido e até mesmo significativamente revertido.

O Yoga Postural compõe-se essencialmente de sequências ativas[3] de *alon-*

---

1. "Alongar tendões" é um modo de falar consagrado, porém os tendões são, de fato, pouco extensíveis.
2. Osteoarticular: relativo ao encaixe e alinhamento dos ossos ao formarem as articulações.
3. Sequências ativas: exercícios executados pelo praticante sem a ajuda de uma outra pessoa.

gamentos simétricos[4] das cadeias musculares posturais,[5] intercaladas com *torções,*[6] *posições assimétricas,*[7] *flexões laterais*[8] *e retroversões,*[9] o que promove o correto *encaixe* e *alinhamento* das articulações. São também utilizadas algumas posições destinadas especificamente ao aumento do tônus muscular e à estabilização articular.

É dada especial atenção à respiração, particularmente à expiração,[10] e ao relaxamento.

Na maior parte do tempo a nossa respiração acontece de maneira automática, inconsciente. A inspiração é ativa, comandada pelo abaixamento do diafragma, músculo localizado no abdômen que, ao se contrair, puxa o ar para dentro dos pulmões. A expiração normalmente é passiva, acontecendo apenas pelo relaxamento do diafragma.

Sempre que algo solicita a nossa atenção, o corpo se prepara para uma possível luta e automaticamente retemos a respiração (apneia),[11] o que é natural, até aí. Pela repetida e intensa solicitação da atenção e preparação para responder aos diversos tipos de desafios, o que é próprio da agitada vida moderna, a respiração tende pouco a pouco a se tornar curta e superficial, fechando um ciclo vicioso de tensão, impedindo que relaxemos mesmo quando não há nenhum perigo à vista.

Utilizando mecanismos fisiológicos, o nosso corpo procura garantir o suprimento de ar necessário à sua sobrevivência, de todas as formas ao seu alcance. Por essa razão, possui um maior número de músculos inspiratórios do que expiratórios.

---

4. Alongamentos simétricos: feitos sem nenhum tipo de torção ou flexão lateral, onde cada lado do corpo se coloca da mesma maneira; por exemplo, os dois braços estendidos e rodados para fora.

5. Cadeias musculares posturais: são compostas por grupos de músculos que sustentam a postura e agem de maneira interdependente, sendo duas as principais: a cadeia muscular postural anterior (Fig. 2) e a cadeia muscular postural posterior (Fig. 3).

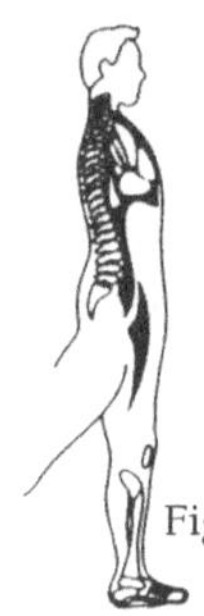

Fig. 2

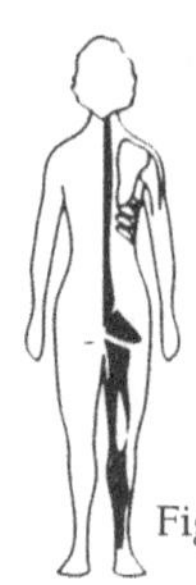

Fig. 3

6. Torções: acontecem quando giramos a coluna sem inclina-la lateralmente, por exemplo, ao olhar para trás.

7. Posições assimétricas: nestas, cada lado do corpo se coloca de maneira diferente.

8. Flexões laterais: acontecem quando a coluna vertebral é inclinada para o lado direito ou esquerdo.

9. Retroversões: flexões da coluna quando nos inclinamos para trás.

10. Expiração: ato de soltar o ar.

11. Apneia: suspensão da respiração.

A tensão excessiva e constante, em combinação com a natural predominância da musculatura inspiratória sobre a expiratória, acentua-se e causa o encurtamento do diafragma e de todos os outros músculos inspiratórios, levando-nos a uma semi-imobilização na inspiração. Permanecemos numa condição de susto crônico.

O diafragma permanentemente tenso e encurtado puxa as vértebras da coluna para a frente com bastante força, contribuindo significativamente para o aumento da curvatura lombar, enquanto o encurtamento dos músculos inspiratórios acessórios causa imobilidade do tórax e rigidez no pescoço.

Todos sabemos que é possível expirar ativamente, forçando a saída do ar. Uma boa expiração regula a respiração como um todo, e isso deve ser amplamente utilizado nas práticas, juntamente com o aprendizado do relaxamento e da meditação, para favorecer a boa postura e nos beneficiar do ponto de vista físico, mental e espiritual.

Praticantes de ginásticas ocidentais também poderão beneficiar-se com as orientações contidas neste livro.

Assim, de uma maneira um pouco mais extensa e sistemática do que encontramos comumente em livros de yoga, são descritos princípios biomecânicos de movimento e correção postural, de forma a poderem ser utilizados por estudiosos de todas as modalidades, desde as mais meditativas como o Kundalini Yoga ou o Yoga Tibetano, até as que exigem mais do corpo, como o Iyengar e o Ashtanga Vinyasa Yoga, procurando com isso propiciar um melhor aproveitamento das práticas.

No corpo humano, cada parte influencia o todo. Assim, um desequilíbrio em uma delas afeta em maior ou menor grau o restante da musculatura e a movimentação, mesmo em pontos distantes da origem do distúrbio.

Desequilíbrios posturais podem se propagar tanto de baixo para cima como de cima para baixo. Assim, um tornozelo com problemas pode gerar, por exemplo, dores nos ombros.

Um desequilíbrio postural pode ter início até mesmo em desalinhamentos dentários. Uma ATM (articulação temporomandibular) desalinhada pode acarretar desequilíbrio na musculatura do pescoço, que por sua vez irá desequilibrar a cabeça e os ombros, refletindo-se na coluna e irradiando-se para os quadris, joelhos e finalmente os pés.

Um dos maiores defeitos das práticas esportivas ocidentais está em solicitar exageradamente alguns grupos musculares em detrimento de outros, o que gera desequilíbrios posturais. Em geral, esses desequilíbrios não são adequadamente compensados.

A ginástica e a maioria das práticas corporais ocidentais negligenciam demais o alongamento das cadeias musculares, o treino expiratório e o relaxamento, que são importantes para o bom desempenho físico em qualquer modalidade de prática física.

Alongamentos de cadeias musculares, integrados às respirações, relaxamentos e meditações do yoga não só harmonizam o corpo, beneficiam a postura e proporcionam mais resistência ao corpo, mais força aos músculos, mais agilidade e melhores reflexos, como também, ao mesmo tempo, acalmam e favorecem o autocontrole e a concentração.

CORREÇÃO POSTURAL

Por depender de fatores físicos, biomecânicos, do estado de saúde como um todo, de fatores socioculturais, profissionais e emocionais, a nossa postura e a maneira como nos movimentamos podem tornar a correção postural um processo difícil e trabalhoso, que deve então ser conduzido por um profissional especializado ou até mesmo, em certos casos, por uma equipe multidisciplinar.

No entanto, agindo cuidadosamente, o praticante de yoga atento pode avançar muito posturalmente, valendo-se da prática das posições do yoga.

De um ponto de vista estritamente corporal, a correção da postura gira em torno de cinco procedimentos básicos. São eles:

1) Alongamento e fortalecimento musculotendíneo da parte posterior do corpo, a chamada cadeia muscular postural posterior.

2) Alongamento e fortalecimento musculotendíneo da parte anterior do corpo, a chamada cadeia muscular postural anterior.

3) Fortalecimento da musculatura abdominal.

4) Fortalecimento e alongamento da musculatura anterior das coxas.

5) Ampliação da capacidade respiratória, especialmente da expiração.

A maioria dos trabalhos de correção postural se desenvolve a partir desses cinco procedimentos básicos.

Muitas posições do Hatha Yoga podem ser utilizadas com finalidades posturais. A seguir são mostradas algumas:

1) *Alongamento da cadeia muscular posterior* é o alongamento da nuca, costas e membros inferiores. Pode ser obtido realizando-se as seguintes posições, entre outras:

a) POSIÇÃO INVERTIDA DO CORPO / *VIPARITA KARANYÁSANA* (Variação na parede)

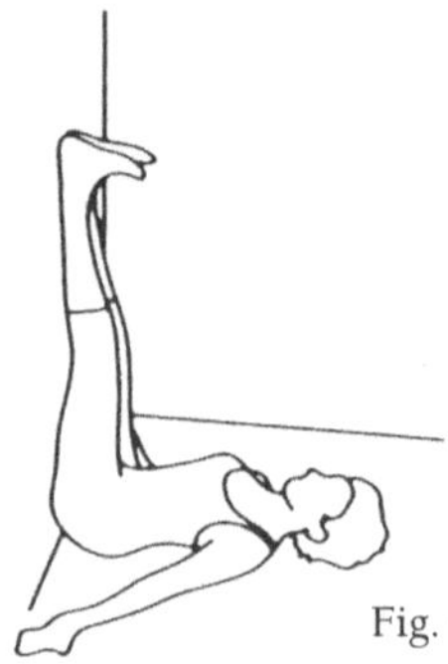

Fig. 4

b) POSIÇÃO DA FLEXÃO ANTERIOR PARCIAL DO TRONCO / *ARDHA PADAHASTÁSANA* (Variação)

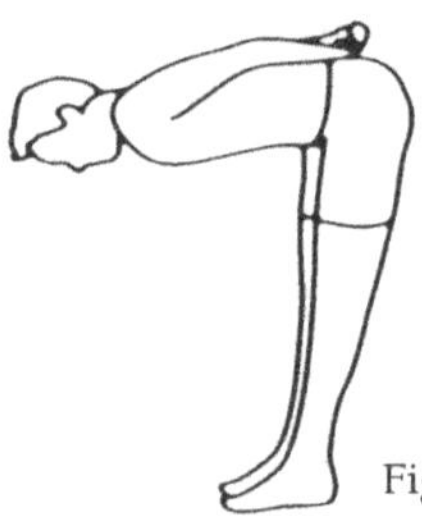

Fig. 5

c) POSIÇÃO DA FLEXÃO ANTERIOR TOTAL DO TRONCO / *PADAHASTÁSANA* (Variação)

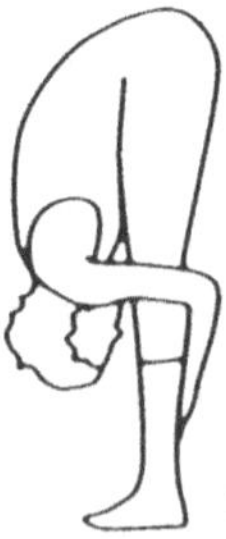

Fig. 6

d) POSIÇÃO DA EXTENSÃO POSTERIOR / *PASCHIMOTTANÁSANA*

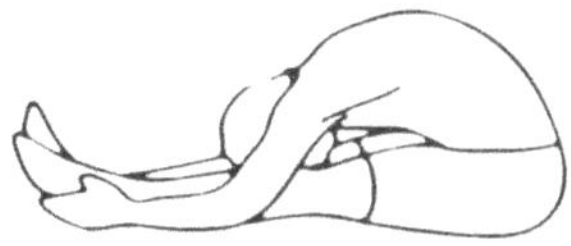

Fig. 7

e) POSIÇÃO DA CABEÇA EM DIREÇÃO AO JOELHO / *JANU SHIRSHÁSANA*

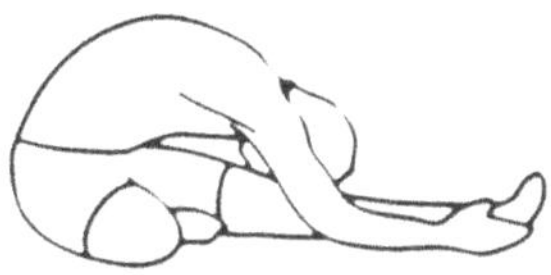

Fig. 8

Para garantir o alinhamento e o encaixe articular, as compensações destas posições podem ser feitas nas seguintes posições, entre outras:

a) POSIÇÃO DO POMBO DEITADO / *SUPTA KAPOTÁSANA*

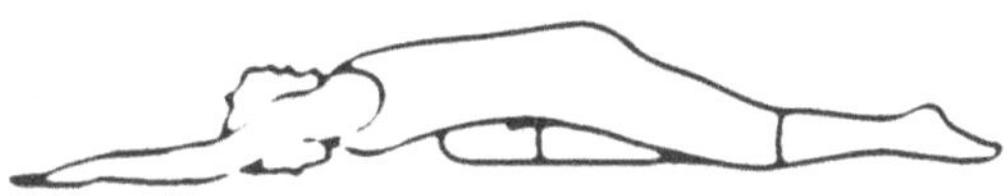

Fig. 9

b) POSIÇÃO DO DECÚBITO DORSAL COM UMA PERNA DOBRADA / *EKAPADA MUKTÁSANA* (Variação)

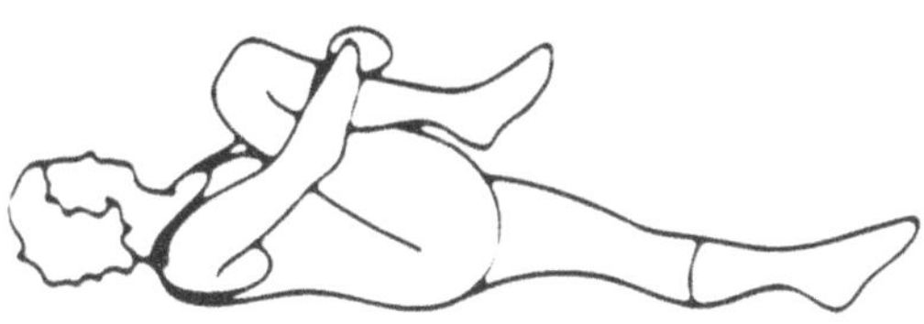

Fig. 10

Ou com retroversões que não sejam em pé:

a) POSIÇÃO DA MEIA-COBRA / *ARDHA BHUJANGÁSANA* (Variação)

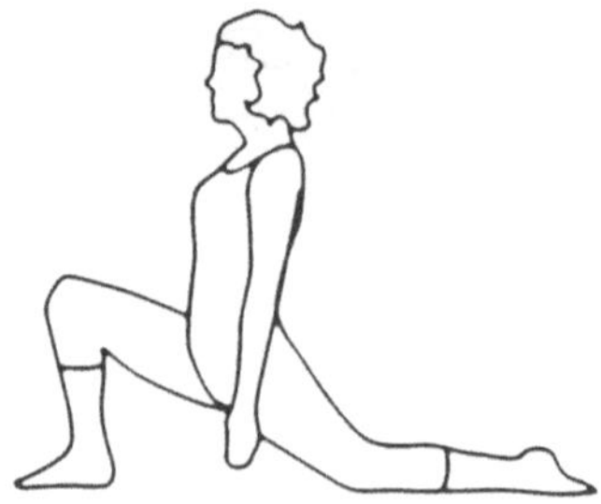

Fig. 11

b) POSIÇÃO DA COBRA / *BHUJANGÁSANA* (Variação)

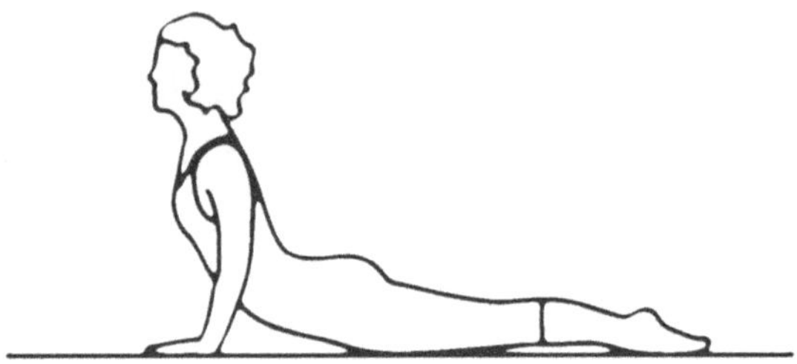

Fig. 12

c) POSIÇÃO DA PONTEZINHA / *SETU BANDHÁSANA*

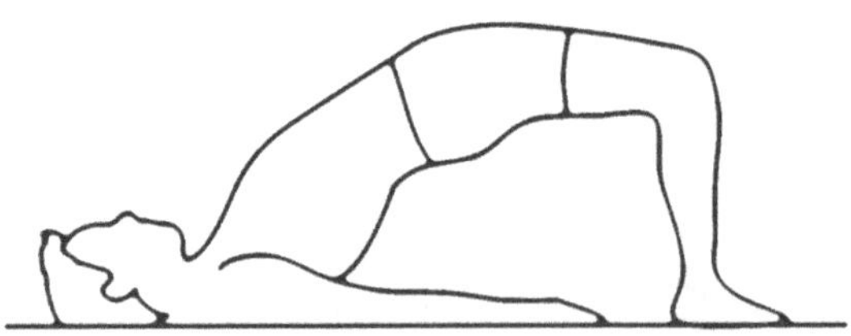

Fig. 13

2) *Alongamento da cadeia muscular anterior* é o alongamento feito basicamente abrindo o tórax e alongando a virilha. Podem ser utilizadas as seguintes posições, entre outras:

a) POSIÇÃO INVERTIDA DO CORPO / *VIPARITA KARANYÁSANA* (Variação na parede)

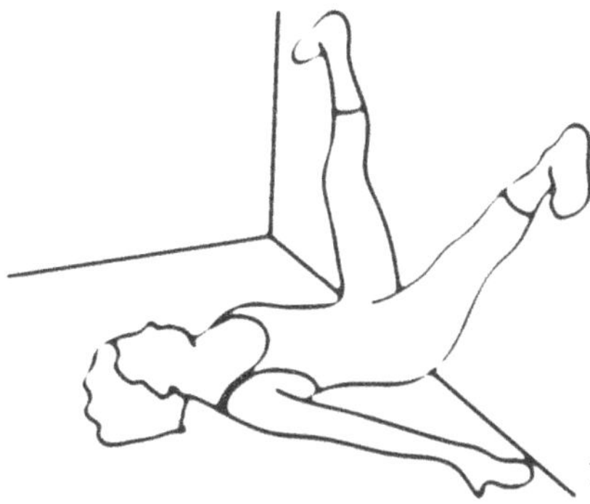

Fig. 14

b) POSIÇÃO DEITADA COM AS PERNAS EM ÂNGULO / *SUPTA BADDHAKONÁSANA*

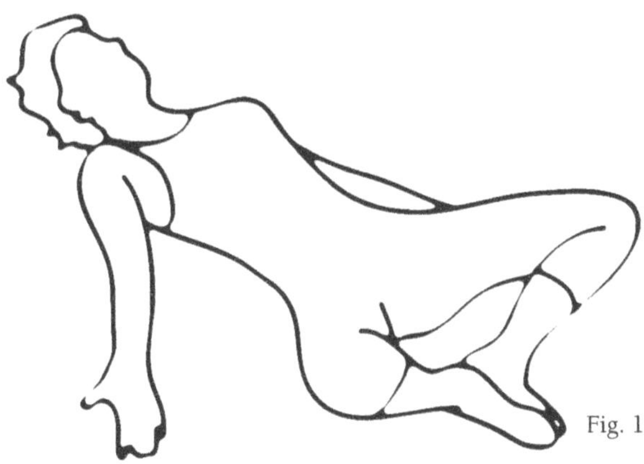

Fig. 15

c) POSIÇÃO DO BAMBU / *BANCHYÁSANA* (Variação)

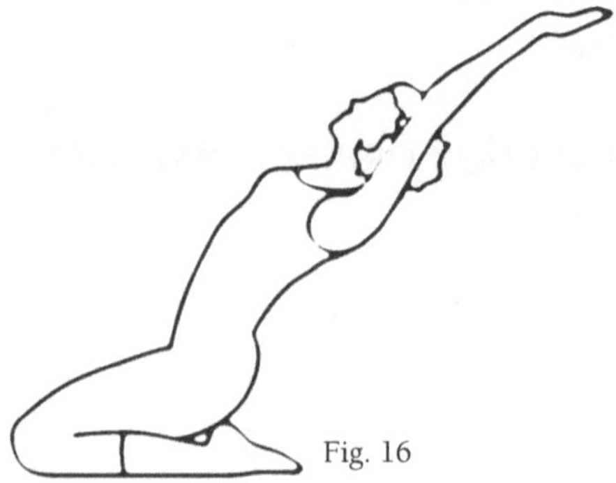

Fig. 16

d) POSIÇÃO DO ARCO / *DHANURÁSANA* (Variações)

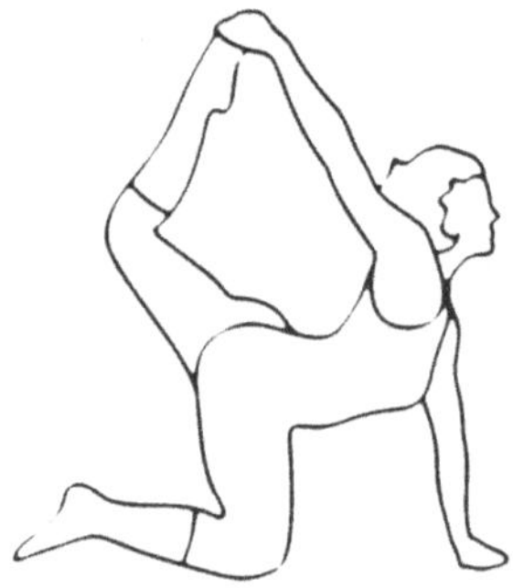

Fig. 17

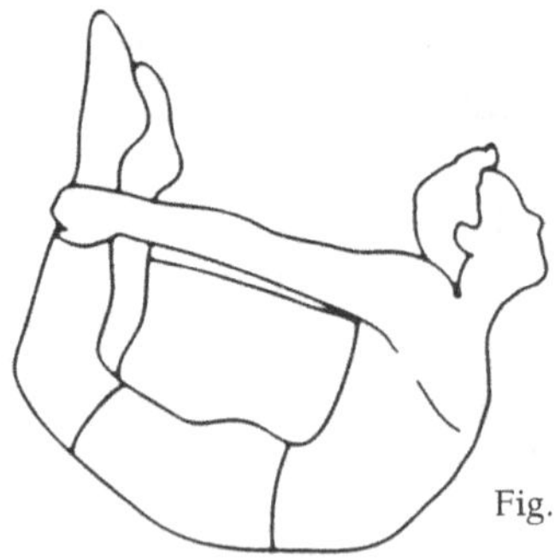

Fig. 18

3) *O fortalecimento da musculatura abdominal* pode ser obtido com as seguintes posições, entre outras:

a) POSIÇÃO INVERTIDA DO CORPO / *VIPARITA KARANYÁSANA* (Variação, desencostando as pernas da parede, com repetição)

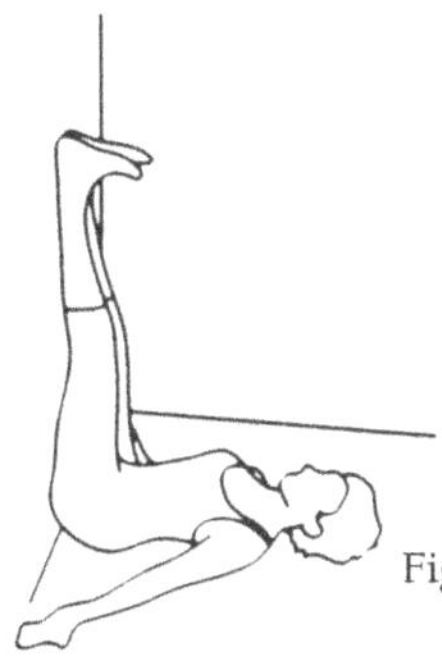

Fig. 19

b) POSIÇÃO DO BARCO / *NAVÁSANA*

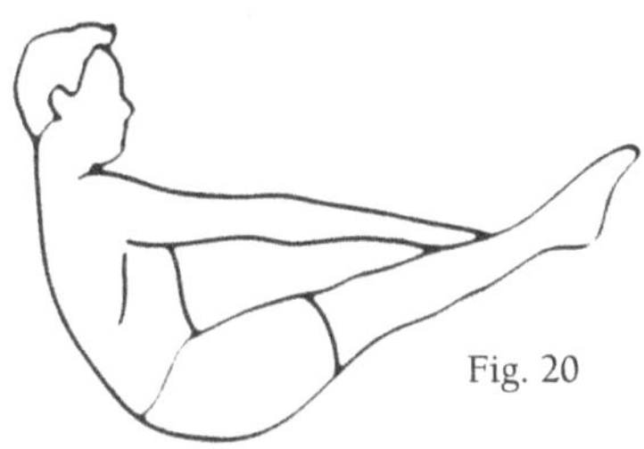

Fig. 20

c) POSIÇÃO DA PRANCHA / *CHATURANGA DANDÁSANA*

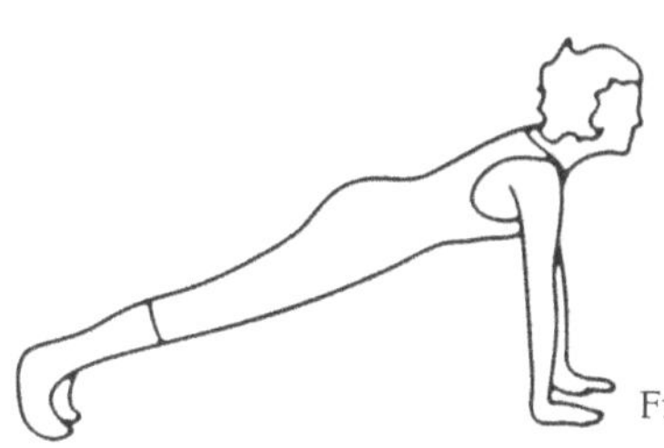

Fig. 21

4) *O fortalecimento e alongamento da musculatura da coxa* pode ser obtido com as seguintes posições, entre outras:

a) POSIÇÃO DO HERÓI VIRTUOSO / *VIRABHADRÁSANA*

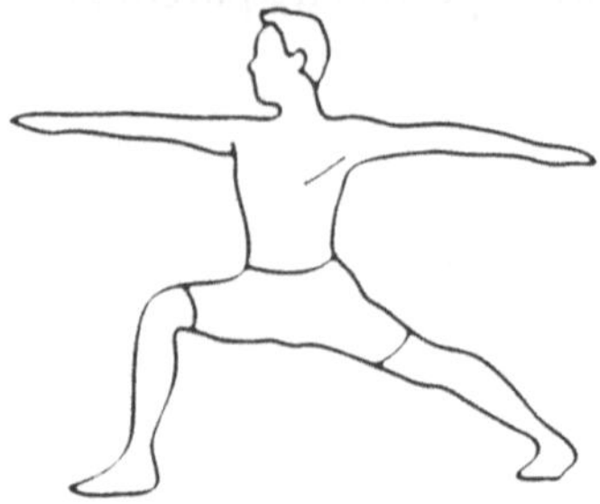

Fig. 22

b) POSIÇÃO DO REI DOS DANÇARINOS / *NATARAJÁSANA*

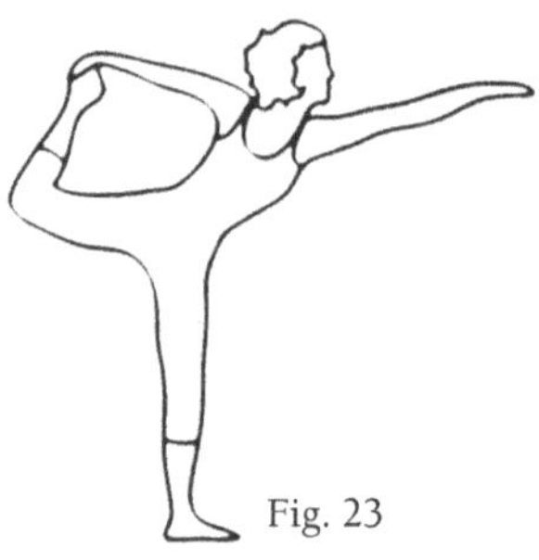

Fig. 23

c) POSIÇÃO DO ARCO / *DHANURÁSANA* (Variação)

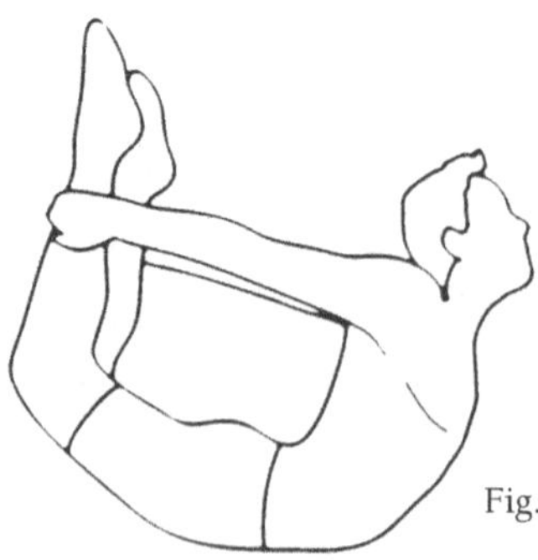

Fig. 24

d) MEIA POSIÇÃO DO ALONGAMENTO SUPINO / *SUPTA VAJRÁSANA* (Variação)

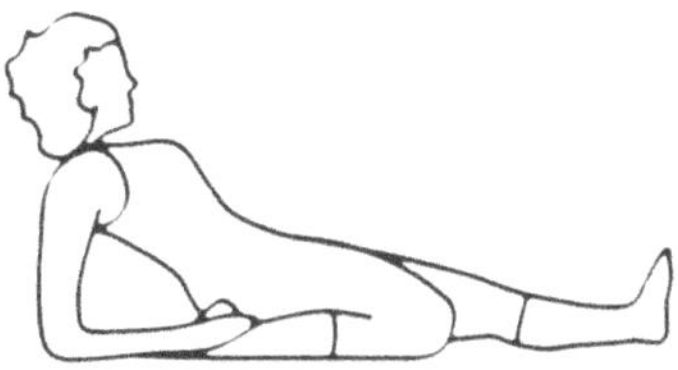

Fig. 25

5) *A amplificação da capacidade respiratória*, especialmente da expiração, pode ser obtida, antes de mais nada, a partir da conscientização dos movimentos respiratórios e do relaxamento.

Para melhorar a capacidade respiratória, são especialmente indicados os exercícios respiratórios do yoga (pranayama). São mostrados três exercícios respiratórios no final do livro. De maneira geral, as flexões facilitam a expiração. Podem ser usadas com esta finalidade, por exemplo:

a) POSIÇÃO INVERTIDA DO CORPO / *VIPARITA KARANYÁSANA* (Variação na parede)

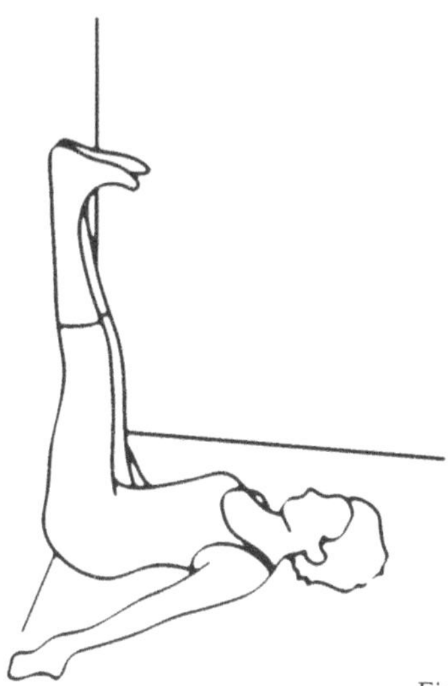

Fig. 26

b) POSIÇÃO DO CACHORRO INVERTIDO / *ADHO MUKHA SHVANÁSANA*

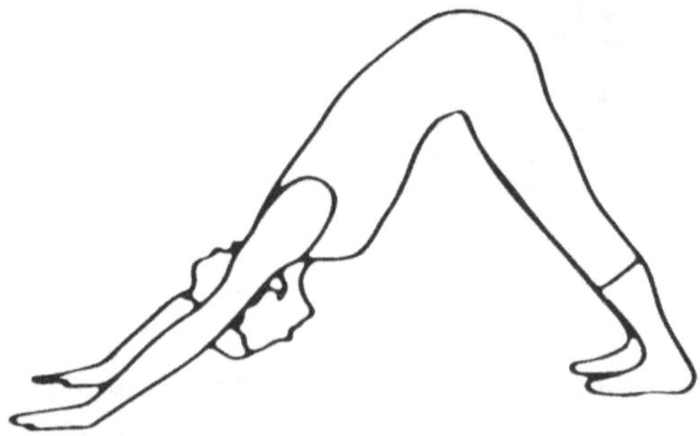

Fig. 27

CONSIDERAÇÕES SOBRE ALGUMAS POSIÇÕES DO YOGA

O encurtamento e a rigidez das cadeias musculares posturais anterior e posterior, associados à fraqueza dos músculos do abdômen e coxas e à respiração encurtada e insuficiente, podem tornar bastante difícil ou mesmo impossível a permanência do iniciante em certas posições.

Quando o praticante não consegue ou tem especial dificuldade para fazer certos movimentos ou ficar em determinadas posições, parecendo não entender direito as orientações do seu instrutor, na maioria das vezes isso acontece não porque tenha alguma deficiência intelectual, mas porque não há ainda uma consciência corporal desenvolvida e o corpo não está pronto.

Ao forçar a permanência em posições para as quais o corpo ainda não está preparado, o iniciante abre as portas para lesões musculares e articulares e para a frustração com a prática do yoga.

No entanto, o que é veneno pode tornar-se remédio, quando dado em doses adequadas. A partir de um treinamento bem planejado, de pequenas alterações e cuidados de execução, posições que o corpo inicialmente não aceita bem podem tornar-se agradáveis e benéficas.

Com um condicionamento gradual e adequado, o alinhamento do corpo nas posições tende ao certo, de maneira natural e instintiva.

Assim, posições inicialmente difíceis não devem ser feitas antes da hora, de maneira forçada, nem tampouco ser definitivamente excluídas das práticas, mas podem ser introduzidas aos poucos, conforme o condicionamento físico for evoluindo e o praticante se torne capaz de realizá-las com segurança e conforto.

É comum, no início, os praticantes terem dificuldades com as seguintes posições:

a) *Posições sentadas com as pernas estendidas para a frente.*

Quando há encurtamento posterior e falta de força na musculatura flexora da coxa, é difícil manter as costas retas, e a posição sentada com as pernas estendidas pode causar dor lombar.

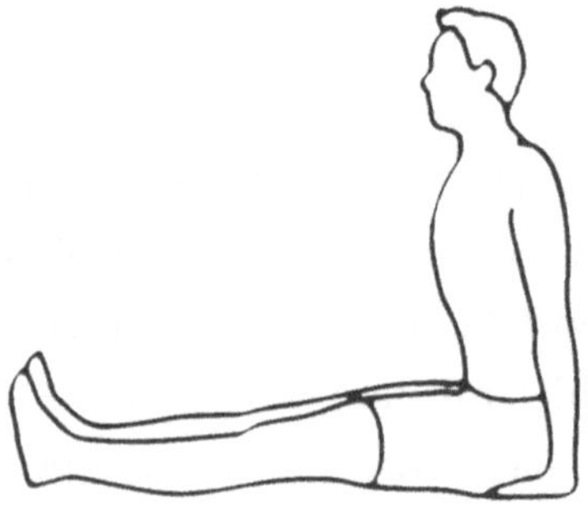

Fig. 28

POSIÇÃO DA COLUNA FIRME / *DANDÁSANA*

b) *Posições sentadas, com as pernas em "X" e equivalentes.*

Poderão ser desconfortáveis, por insuficiência da musculatura flexora da coxa, falta de alongamento, encaixe imperfeito da articulação dos quadris e incapacidade do praticante em manter as costas retas. Forçar precocemente a permanência nestas posições pode causar dores e espasmos musculares (cãibras) nas costas e quadris.

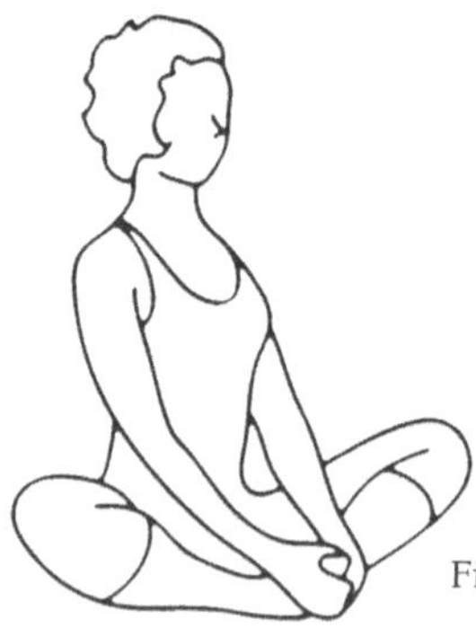

Fig. 29

POSIÇÃO VIRTUOSA / *BADDHAKONÁSANA*

c) *Esforço abdominal com as pernas estendidas*, quando feito sem um adequado alongamento antero-posterior da virilha e da cadeia muscular posterior, pode causar dores lombares. Além disso, todas as posições que exigem muito esforço abdominal precisam ser cuidadosamente dosadas se o praticante tiver tendência à formação de hérnias.

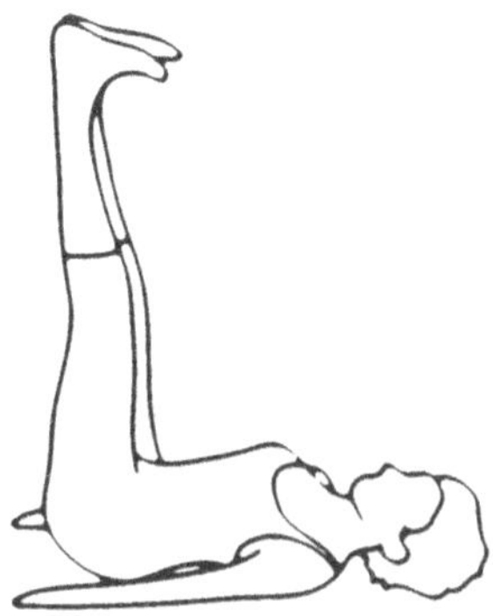

Fig. 30

POSIÇÃO INVERTIDA DO CORPO / *VIPARITA KARANYÁSANA* (Variação)

d) *Anteflexões feitas em pé, sentadas ou invertidas* devem ser evitadas, ou feitas com cuidado. Toda flexão anterior precisa de boa sustentação da musculatura do abdômen e dos quadris e alongamento da cadeia muscular posterior para que não haja desalinhamento das vértebras lombares na saída da posição.

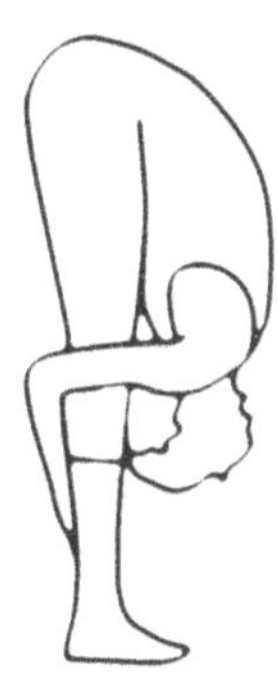

Fig. 31

POSIÇÃO DA FLEXÃO ANTERIOR COMPLETA / *PADAHASTÁSANA*

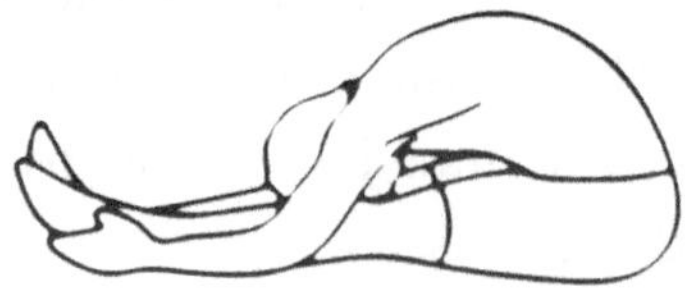

Fig. 32

POSIÇÃO DA EXTENSÃO POSTERIOR / *PASCHIMOTTANÁSANA*

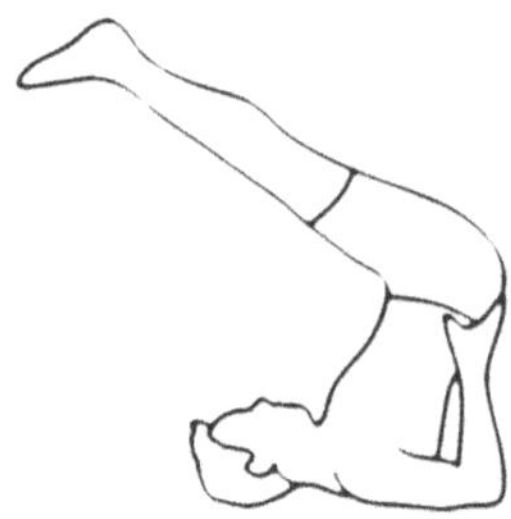

Fig. 33

POSIÇÃO INVERTIDA SOBRE OS OMBROS / *VIPARITA KARANYÁSANA*

e) *Flexões para a frente com torção da coluna* estão entre as mais problemáticas para pessoas com problemas posturais. Para fazê-las é preciso ter bom alongamento posterior, boa parede muscular abdominal, quadris estáveis e boa capacidade de fixação do diafragma para sustentar o posicionamento das vértebras. Sem isto, estas facilmente desalinham-se ao ser desfeita a posição e o praticante pode ter as costas literalmente travadas.

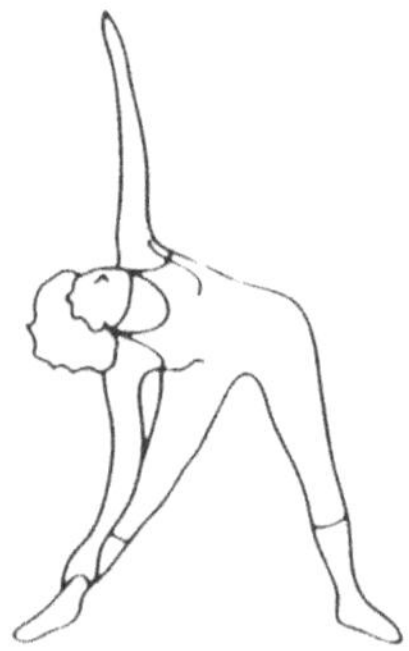

Fig. 34

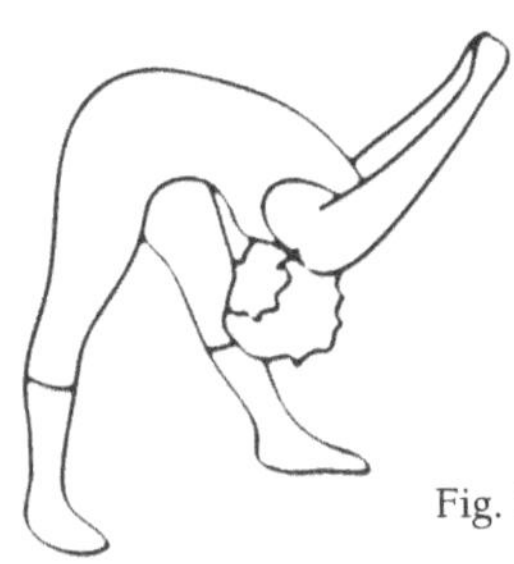

Fig. 35

POSIÇÃO DO TRIÂNGULO / *TRIKONÁSANA* (Variações)

f) As *retroflexões em pé, de joelhos* ou a partir da posição deitada de *barriga para baixo* também precisam de boa sustentação da musculatura abdominal, coxas e quadris para que não haja risco de desalinhamento vertebral. Sua execução precoce pode causar acentuada dor lombar. Pessoas com tendência à formação de hérnias abdominais devem fazê-las com cuidado.

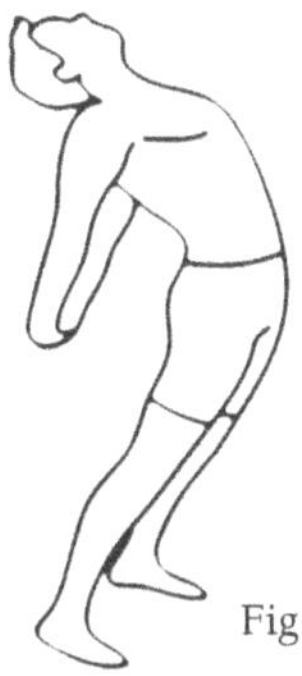

Fig. 36

POSIÇÃO DA RETROFLEXÃO EM PÉ / *PRISTHÁSANA*

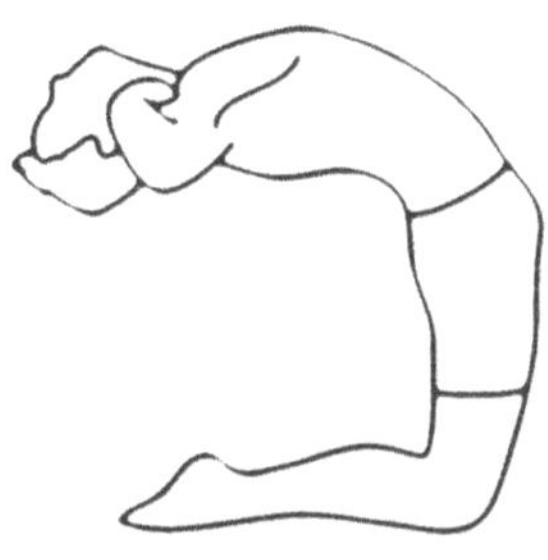

Fig. 37

POSIÇÃO DO CAMELO / *USHTRÁSANA*

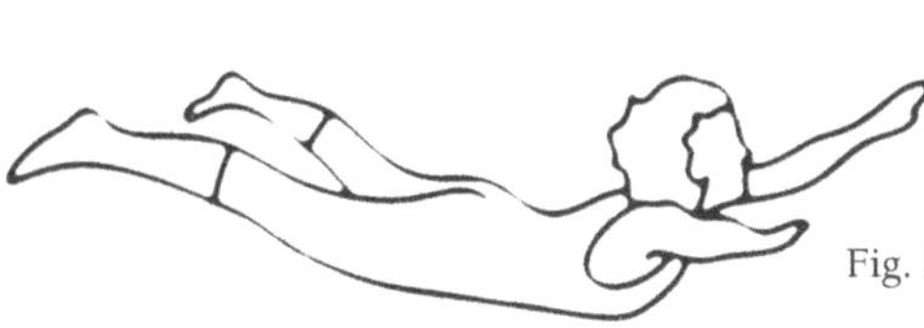

Fig. 38

POSIÇÃO DA RETROFLEXÃO HORIZONTAL / *DOLÁSANA*

g) Algumas posições com *apoio sobre as mãos* podem abrir punhos despreparados. A permanência nestas posições não deve causar dor. Em caso de dor, o punho precisa ser protegido com munhequeira durante as práticas e deve ser feito um alongamento e fortalecimento localizado.

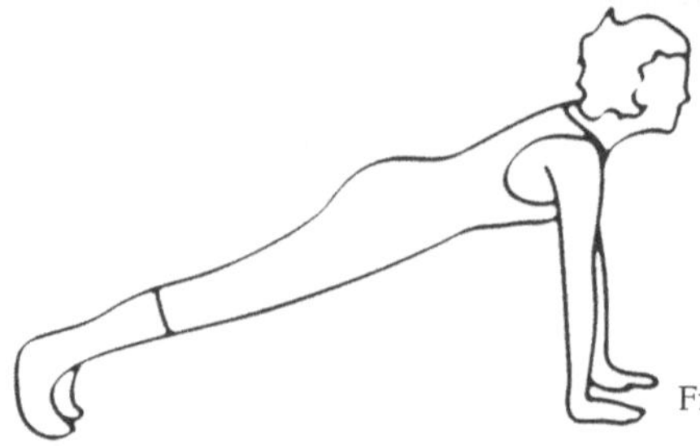

Fig. 39

POSIÇÃO DA PRANCHA / *CHATURANGA DANDÁSANA*

h) Algumas posições com *apoio sobre os cotovelos* forçam muito ombros despreparados, podendo causar tendinite ou bursite. A permanência nestas posições não deve causar dor. Em caso de dor deve ser feito um alongamento e fortalecimento localizado.

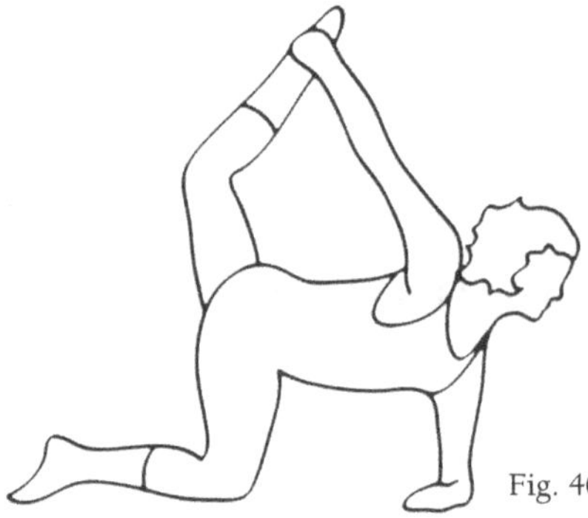

Fig. 40

POSIÇÃO DO ARCO / *DHANURÁSANA* (Variação)

i) Algumas posições que exigem muita *força da musculatura anterior das coxas* (quadríceps) podem causar problemas nos joelhos. Em caso de dor durante a execução, deve ser feito um alongamento e fortalecimento localizado.

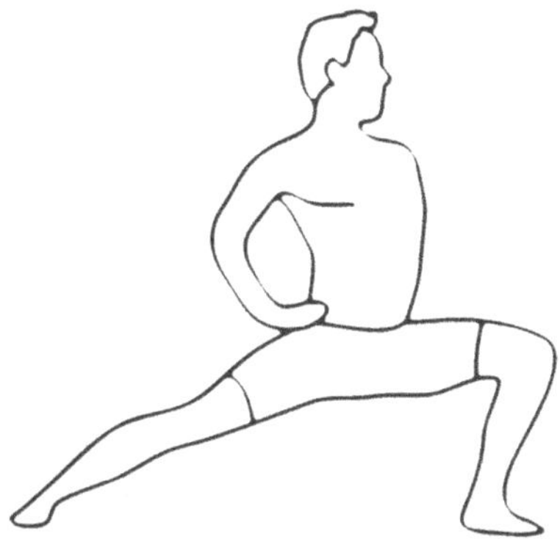

Fig. 41

POSIÇÃO DO HERÓI VIRTUOSO / *VIRABHADRÁSANA* (Variação)

j) Todas as posições que forçam o *pescoço* devem ser feitas com especial cuidado, sempre.

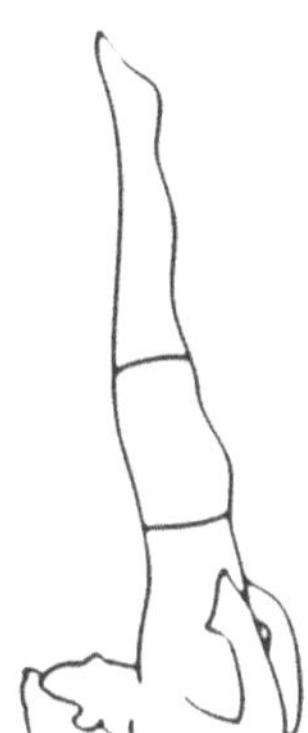

Fig. 42

POSIÇÃO DO CORPO PARA O ALTO / *SARVANGÁSANA*

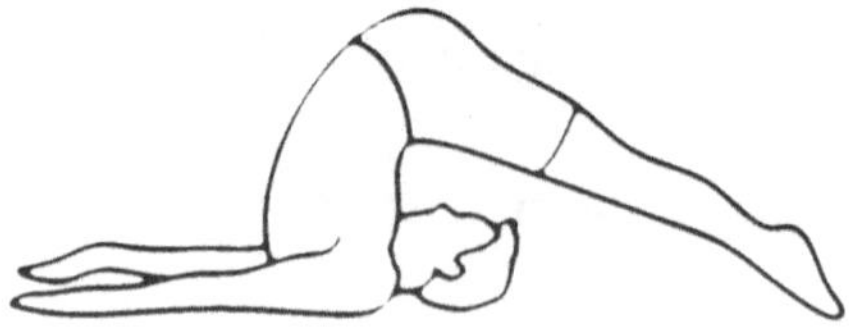

Fig. 43

POSIÇÃO DO ARADO / *HALÁSANA*

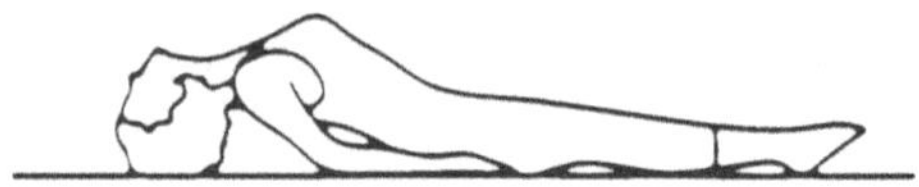

Fig. 44

POSIÇÃO DO PEIXE / *MATSYÁSANA*

k) Algumas posições podem forçar demasiadamente joelhos e tornozelos despreparados, devendo ser praticadas gradualmente.

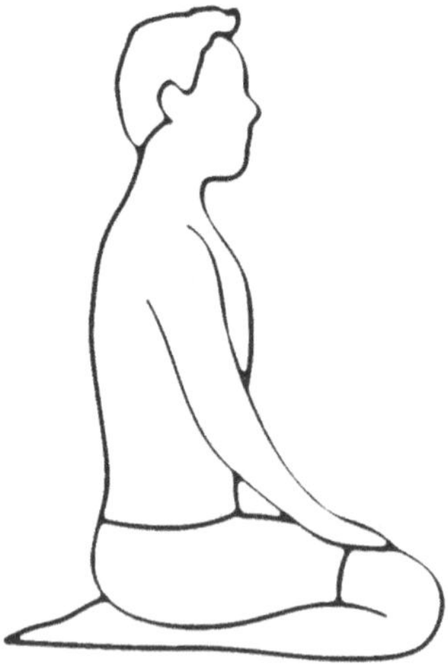

Fig. 45

POSIÇÃO DIAMANTINA / *VAJRÁSANA*

SEQUÊNCIAS POSTURAIS: ALGUMAS RECOMENDAÇÕES

Antes de iniciar os exercícios, leia atentamente toda a sequência, imaginando os movimentos, o que irá facilitar sua execução. Não faça os movimentos nem fique nas posições de maneira forçada. O corpo tem a sua própria sabedoria, procure ouvi-la.

O praticante deve sempre se sentir bem ao final dos exercícios e nas horas seguintes. Já diziam os antigos mestres que se há dor é porque o ásana foi feito de maneira errada.

Sempre que houver dor durante a execução dos movimentos ou posições, especialmente se essa dor for nas articulações ou aguda, a prática deve ser imediatamente interrompida e reavaliada.

Embora algum desconforto inicial muscular seja esperado, de maneira geral as práticas devem acontecer em clima de bem-estar físico.

Os alongamentos devem tracionar os músculos de maneira firme e suave, jamais bruscamente.

Para não se machucar, pratique sobre um tapete ou colchonete razoavelmente macio, mas firme o suficiente para não atrapalhar os movimentos.

Ao permanecer em uma determinada posição, relaxe todas as partes do corpo que puderem ser relaxadas, utilizando o mínimo possível de contrações musculares.

O tempo indicado para permanecer numa determinada posição é apenas uma sugestão, não precisando ser seguido de modo rígido. Inicialmente, esse tempo padrão pode variar de 15 a 60 segundos e ser prolongado aos poucos, à medida que o corpo for sendo condicionado e se tornar mais fácil ficar nas posições.

O aquecimento corporal diminui a sensibilidade à dor e pode nos levar além dos nossos limites. Por essa razão, alguns autores dizem que não devemos aquecer o corpo antes de realizar exercícios. No entanto, o aquecimento corporal acontecerá de qualquer forma, assim que movimentarmos o corpo de maneira mais intensa. Portanto, o importante mesmo é prestar atenção nas reações do próprio corpo e respeitar seus limites, para evitar lesões musculotendíneas durante as práticas.

Qualquer que seja a prática física adotada, há um descompasso entre o fortalecimento muscular e o fortalecimento articular. Ao exercitar o corpo, os músculos tendem a se fortalecer mais rapidamente do que as inserções[1] dos seus tendões, ligamentos e cartilagens. Solicitar demais uma determinada articulação sem que esta ainda esteja preparada para suportar uma tração mais forte feita por seu músculo correspondente torna-a vulnerável e suscetível a lesões.

Uma tração forte feita pelo quadríceps (músculo da coxa) sobre um joelho despreparado pode causar inflamação ou lesão de ligamentos do joelho, o desgarramento da inserção do quadríceps sobre a tíbia,[2] ou fratura da rótula.[3] O apoio forçado sobre as mãos pode levar um punho despreparado a abrir-se.[4]

Com um condicionamento muscular feito gradualmente, as articulações e inserções tendíneas vão aos poucos se fortalecendo até o ponto em que ficam completamente preparadas para suportar uma tração máxima, o que é percebido pela ausência de desconforto articular durante a realização dos exercícios.

Para que o alongamento dos músculos seja eficiente, nenhum músculo deve causar o encurtamento de outros por compensação.[5]

---

1. Inserção: local onde o tendão muscular se prende ao osso.
2. Tíbia: osso da perna, canela.
3. Rótula ou patela, osso que compõe a articulação do joelho.
4. Abertura do punho: os dois ossos longos do braço são unidos e estabilizados através de uma membrana. O excesso de esforço pode levar ao estiramento ou rompimento dessa membrana, na altura do punho.
5. Ao longo do texto, o termo *compensação* é usado com dois sentidos diferentes: a) compensação de uma posição significando inverter uma flexão ou torção da coluna para favorecer o alinhamento e o encaixe articular, buscando a flexibilização e harmonização do corpo como um todo; b) ou pode se referir também ao encurtamento de um ou mais músculos, causado pelo alongamento de outro(s), pertencente(s) à mesma cadeia. Por exemplo, ao erguer os braços, a curvatura da região lombar tende a aumentar para compensar a diminuição da curvatura dorsal (Fig. 46). Evita-se essa compensação contraindo os músculos abdominais e glúteos ao mesmo tempo, enquanto se busca desfazer a curvatura lombar. Ao alongar a musculatura posterior com as pernas retas na parede (Fig. 47), o pescoço tende a encolher, puxando a cabeça para trás. Evita-se esta compensação mantendo a cabeça encostada no chão enquanto se busca aproximar o queixo da garganta.

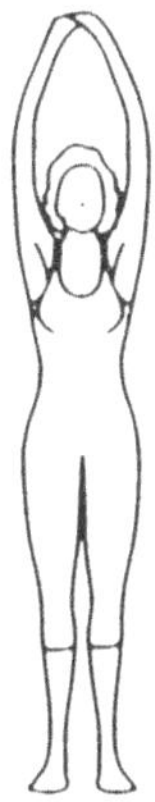

Fig. 46

POSIÇÃO DAS MÃOS PARA O ALTO / *URDHVA HASTÁSANA* (Variação)

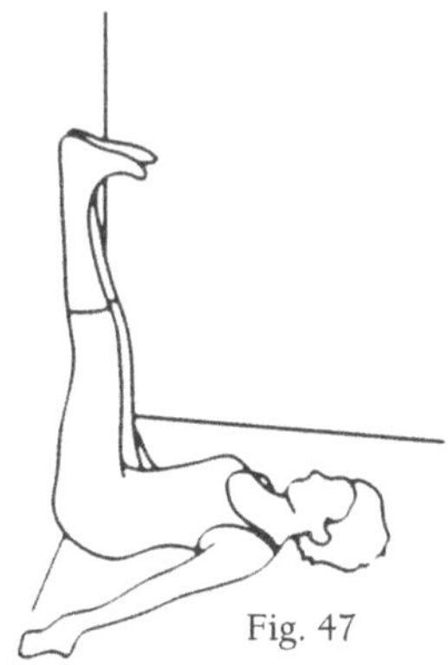

Fig. 47

POSIÇÃO INVERTIDA DO CORPO / *VIPARITA KARANYÁSANA* (Variação)

Não impulsione o corpo ao se preparar para posições que exigem força muscular, nem se deixe despencar ao sair dessas posições.

Faça os movimentos de montagem e desmontagem das posições lentamente. Assim são desenvolvidos o controle muscular fino e a precisão dos movimentos, diminuindo a possibilidade de desestabilizar as articulações e causar distensões musculares, enquanto são otimizados os benefícios posturais.

Quando for executar uma posição, primeiro imagine-se nela. Durante o tempo que permanecer na posição, procure *vivenciá-la,* não se limitando a uma execução mecânica.

Uma pequena variação na maneira como um ásana é feito pode transformá-lo de contraindicado para um determinado problema em indicado, e vice-versa. Por essa razão, contraindicações e indicações são evitadas ao longo deste livro.

Se você tem algum problema de saúde, procure a orientação de um profissional especializado antes de iniciar as práticas.

É recomendável não se alimentar muito imediatamente antes da prática, mas consumir algo leve, rico em carboidratos que fornecem energia até meia hora antes de iniciar, se estiver sentindo fome.

Não deixe o corpo se desidratar e procure se alimentar bem assim que terminar a prática, especialmente com alimentos ricos em proteínas, para não haver perda de massa muscular.

São inúmeras as possibilidades de variações das posições na prática do yoga. Foram escolhidas para as sequências deste livro algumas das mais significativas e benéficas para corrigir a postura.

Para manter o foco no estudo da postura, a descrição das respirações nas práticas foi simplificada ao máximo. No entanto, algumas recomendações básicas devem ser observadas:

- Não force nem retenha o ar durante o tempo que permanecer nas posições, em especial naquelas em que a respiração tende a se tornar mais superficial.
- Durante a prática, a respiração em todas as posições e movimentos deve acontecer naturalmente, de preferência pelo nariz.
- Os alongamentos musculares devem ser sempre acompanhados pelo aumento sistemático do tempo da expiração, sem o que não haverá uma completa harmonização e equilíbrio das curvaturas da coluna vertebral.
- Como regra geral, devemos expirar ao nos flexionar para a frente e inspirar ao nos flexionar para trás, deixando a respiração acontecer livremente durante o tempo de permanência nas posições.
- Nos momentos em que os movimentos exigem esforço, o movimento do diafragma é bloqueado automaticamente, num reflexo de sustentação à coluna lombar. Portanto, não se deve forçar a respiração nesses momentos. Para um esforço muscular maior, você pode encolher a barriga enquanto abaixa as costelas, o que contrai a musculatura abdominal e ajuda a fixar as vértebras lombares, evitando dores ou deslocamentos.
- Ao longo de toda a prática, procure observar a respiração acontecendo.
- No final do livro estão descritas algumas práticas respiratórias destinadas ao alongamento e fortalecimento da respiração.

“Todo o mal desaparece da vida daquele que guarda o sol em seu coração.”

(mantra indiano)

SAUDAÇÃO AO SOL

SURYA NAMASKAR

Na antiga Índia, a saudação ao Sol
era praticada como um ritual
no exato instante em que o Sol nasce.
É uma sequência de movimentos
que alonga e tonifica alguns
grupos musculares importantes
para a coluna vertebral.
Quando feita lentamente, transformando as
passagens em permanências prolongadas,
a saudação ao Sol produz o seu melhor efeito postural.
Que o sádhaka[1] faça bom proveito da adaptação mostrada a seguir.

Namastê![2]

---

1. Sádhaka: praticante.
2. Namastê: saudação tradicional indiana que significa "a divindade que existe em mim saúda a divindade que existe em você".

PRIMEIRA SEQUÊNCIA POSTURAL: SAUDAÇÃO AO SOL

1) POSIÇÃO DA MONTANHA / *TADÁSANA* (Variação — Fig. 48)

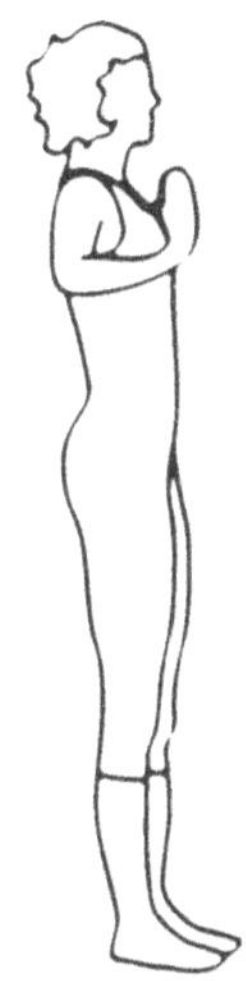

Fig. 48

Fique em pé, com os pés paralelos e próximos ou encostados um no outro.

Coloque as mãos em posição de oração com os polegares levemente encostados no peito, no osso esterno[1].

Com as palmas das mãos coladas uma à outra, você pode descer os antebraços até a posição horizontal, sentindo o alongamento dos punhos e estimulando, assim, os principais meridianos de energia.

Contraia glúteos, abdômen e períneo, enquanto contrai as patelas e tenta girar as coxas para dentro, para alinhar melhor a região lombar e pélvica. Depois relaxe essas regiões, mantendo a posição sustentada apenas pelo tônus da

1. Esterno: osso que fica no meio do tórax, onde se prendem as costelas.

musculatura, sem tensão nas coxas ou abdômen. Feche os olhos por alguns instantes. Mentalize a luz do Sol repondo suas energias.

Continue respirando calmamente, com rosto, pescoço e ombros relaxados. Sem interferir, observe os movimentos respiratórios do seu abdômen, a passagem do ar pelas narinas, ou ainda os batimentos cardíacos.

Em seguida, passe para a retroflexão em pé.

Considerações posturais

Os calcanhares e dedos dos pés devem ficar bem plantados no chão. Sinta o peso do corpo distribuído igualmente entre os dois pés.

Com o peso igualmente distribuído entre o calcanhar e os dedos de cada pé, o esforço muscular é mínimo e a posição de equilíbrio em pé é mantida quase que apenas pelo tônus e pela resistência elástica fibromuscular (Fig. 49).

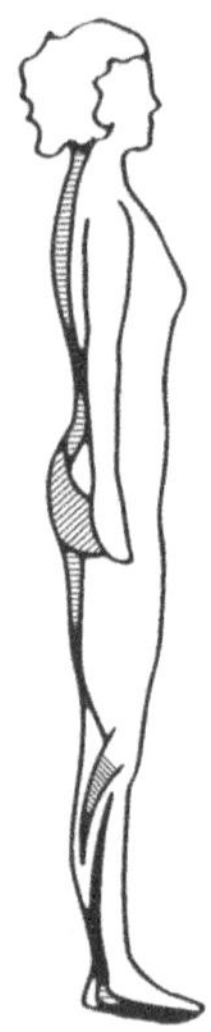

Fig. 49

Com o aumento da idade e a vida sedentária, há uma tendência a jogar o peso do corpo mais sobre os calcanhares (os índios dizem que é possível saber a idade aproximada de uma pessoa pela marca de seus pés no chão). Levar o corpo ligeiramente à frente, até sentir que o peso está distribuído por igual entre o calcanhar e os dedos dos pés, ajuda a conter essa tendência.

Na posição em pé, a linha de gravidade deve cair entre os dois pés, ligeiramente à frente dos joelhos e tornozelos (Fig. 50). Quando os pés estão unidos,

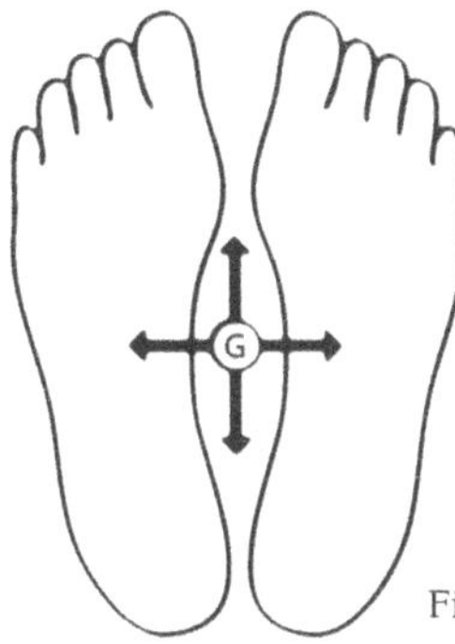

Fig. 50

numa tentativa instintiva de aumentar a nossa base de sustentação, tendemos a nos apoiar um pouco mais na borda externa dos pés.

Quando ficamos na posição ereta com os pés afastados, a base de sustentação fica mais larga e tendemos a distribuir o nosso peso igualmente pela planta dos pés.

Pessoas com joelhos varos ("de caubói") (Fig. 51), assim como pessoas com joelhos valgos ("em X") (Fig. 52), têm dificuldade para manter as pernas juntas e não devem forçar.

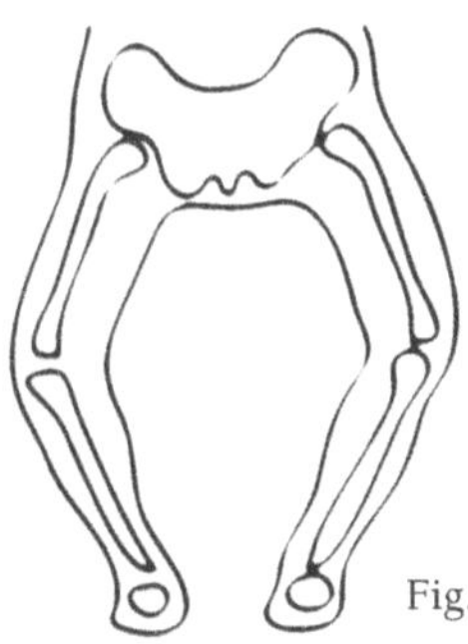

Fig. 51

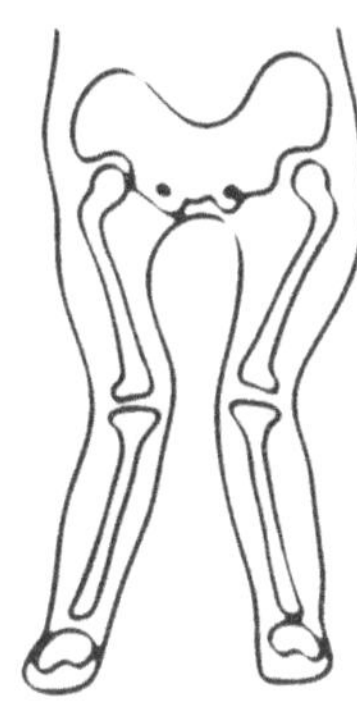

Fig. 52

A nossa postura deve ser sustentada sempre pelos músculos. Por essa razão, não devemos forçar as pernas para trás, jogando o peso do corpo sobre a articulação e os ligamentos dos joelhos. Na posição ereta, os joelhos devem ficar retos, mas nunca travados.

A posição em pé não deve ser sustentada por ligamentos (por exemplo, forçando os joelhos para trás e a região lombar para a frente), nem às custas de encurtamento e enrijecimento muscular. Esse tipo de sustentação pode ser confortável durante algum tempo, mas o corpo acabará recebendo a conta na forma de um achatamento da coluna, com aumento das curvaturas da coluna (cifose e lordose), diminuição da mobilidade, artrose e fadiga ligamentar. (Figs. 53 e 54).

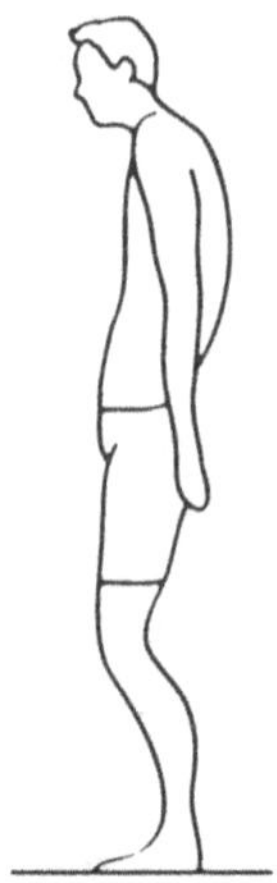

Fig. 53

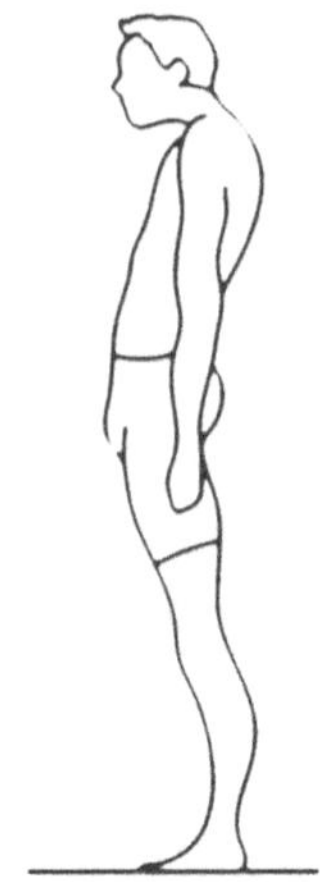

Fig. 54

Alterações posturais mais comuns

Quando a posição ereta está correta, a atividade elétrica muscular registrada é quase a mesma de quando estamos deitados, o que significa que a posição está devidamente sustentada pelo tônus muscular.

Por razões de circulação da energia, há instrutores que recomendam a contração das patelas, elevando-as, enquanto as coxas são giradas internamente, durante o tempo de permanência na posição.

Considerações gerais

O simples ato de observar a respiração, ou os batimentos cardíacos, acalma e favorece a introspecção.

A prática dos ásanas e respirações do yoga libera endorfinas[2] no organismo, oxigena todo o corpo e tonifica o sistema nervoso, gerando uma sensação

2. Endorfinas: substâncias fabricadas pelo próprio corpo, semelhantes à morfina; dotadas de ação anestésica, causam sensação de bem-estar.

de bem-estar e paz interior, facilitando o domínio das emoções, além de autocontrole[3] e estabilidade interior que, no entanto, não é o mesmo que equilíbrio emocional, como alguns pensam.

O autocontrole alcançado, e essa é a finalidade e toda a razão do yoga, possibilita olharmos para nós mesmos com distanciamento e imparcialidade, criando um ambiente interior favorável à auto-observação e proporcionando uma base para a prática da meditação e o desenvolvimento da espiritualidade. Essa base pode ser utilizada também para facilitar procedimentos psicoterapêuticos.

2) POSIÇÃO DA RETROFLEXÃO EM PÉ / *ARDHA CHAKRÁSANA* (Fig. 55)

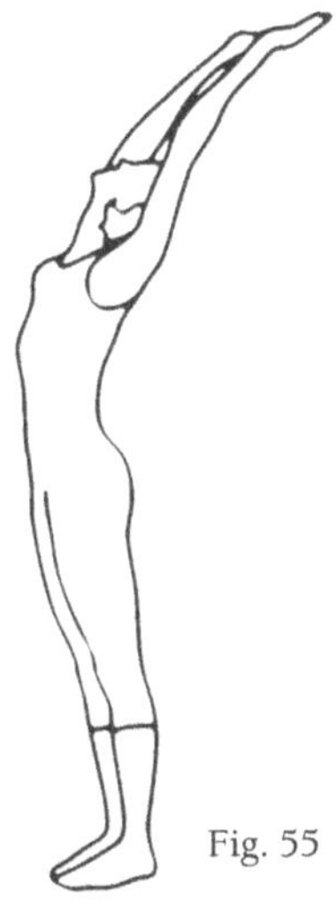

Fig. 55

Em continuação à posição anterior, contraia os músculos das coxas, glúteos, períneo[4] e abdômen.

Inspirando e mantendo os quadris fixos, sem jogá-los para a frente, erga os braços alongando bem o corpo, com as mãos unidas e as palmas para cima.

Depois incline-se para trás, procurando formar um arco. Abra os ombros e o peito.

---

3. Autocontrole é a capacidade de não perder o próprio centro (eixo), não se abalando nem se deixando arrastar pelas emoções e sentimentos.

4. Períneo: é o espaço entre o ânus e os órgãos genitais.

Olhe para cima, para os seus polegares. Procure manter ombros e pescoço relaxados. Respire livremente.

Com os braços erguidos tendemos a reter a expiração, o que deve ser evitado. Embora superficialmente, não deixe de respirar.

Na sequência, incline lentamente o tronco para a frente, passando para a anteflexão em três passos.

Considerações posturais

Pessoas com hiperlordose[5] já estão habitualmente com a coluna flexionada para trás. Por esse motivo as retroflexões, particularmente as feitas em pé ou de joelhos, podem forçar demais a coluna dessas pessoas, causando desconforto e dor.

É aconselhável então que se faça esta posição sentindo o alongamento entre as vértebras, com colocação da pressão mais na região dorsal, no meio das escápulas,[6] e menos na região lombar.

Considerações gerais

Este ásana estimula a circulação e o sistema nervoso.

3) POSIÇÃO DA FLEXÃO ANTERIOR DO TRONCO / *ARDHA PADAHASTÁSANA* (Variação I — Fig. 57)

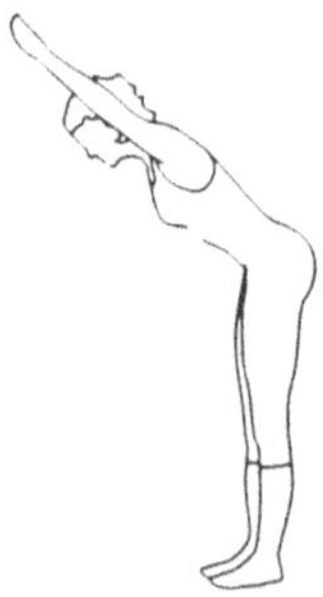

Fig. 56

5. Hiperlordose: curvatura excessiva da região lombar.

6. Escápulas ou omoplatas são os ossos planos localizados no alto e lateralmente nas costas, que compõem os ombros.

Em continuação à posição anterior, expirando, incline lentamente o tronco para a frente, mantendo-o o mais reto e horizontal possível (Fig. 56).

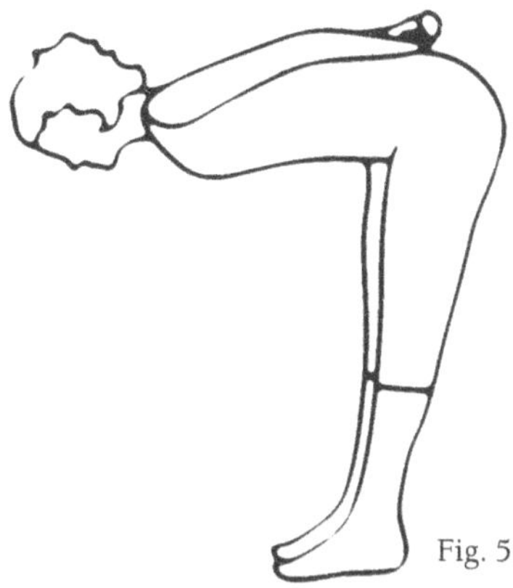

Fig. 57

Entrelace as mãos atrás das costas, levando os ombros um pouco para trás (Fig. 57). Não é necessário estender os cotovelos. Faça o movimento de flexão a partir da articulação coxofemoral, que é a articulação do fêmur com o quadril, procurando manter o tronco reto.

Olhe para baixo, ligeiramente à sua frente. Mantenha o abdômen levemente contraído, mentalizando o umbigo para dentro.

Sinta o alongamento da musculatura posterior das pernas. Respire livremente.

Permaneça nesta posição de 15 a 60 segundos, descendo em seguida para a variação II desta sequência de anteflexões em pé.

Considerações posturais

Os ombros tendem a rodar para a frente com a idade, por predominância da musculatura de preensão (somos feitos para agarrar coisas). Pelo fato de passarmos muito tempo sentados em frente a mesas, em poltronas ou automóveis, essa tendência é reforçada. A variação I da anteflexão em pé ajuda a diminuir esse problema, sendo benéfica em casos de dor e inflamação da articulação do ombro causada por uma postura inadequada.

Essa posição também tonifica os músculos das costas, enquanto alonga os músculos da parte de trás das pernas. Não force os joelhos para trás: eles devem ficar retos, sustentados pela musculatura das pernas, e nunca travados e sustentados pelos ligamentos.

Frequentemente, dificuldades para ficar com as costas retas na posição sentada devem-se ao encurtamento da musculatura posterior das pernas (ísquio-tibiais).

4) POSIÇÃO DA FLEXÃO ANTERIOR DO TRONCO / *PADAHASTÁSANA* (Variação II — Fig. 58)

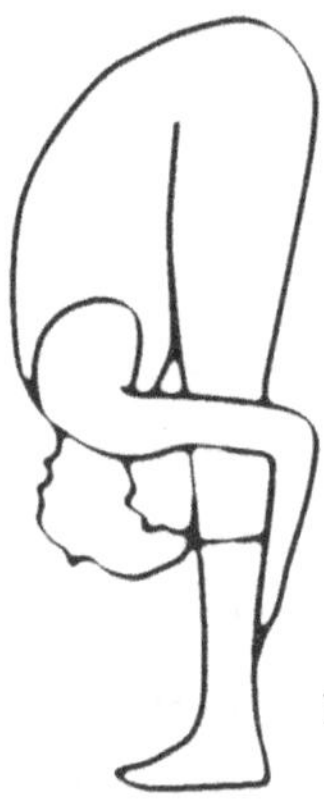

Fig. 58

A partir da posição anterior desça o tronco, expirando e aproximando a cabeça dos joelhos tanto quanto possível.

Coloque as mãos atrás das coxas ou na barriga da perna. Sinta o alongamento da região lombar e da musculatura posterior das pernas. Respire livremente.

Permaneça na posição de 15 a 60 segundos.

5) POSIÇÃO DA FLEXÃO ANTERIOR DO TRONCO / *PADAHASTÁSANA* (Variação III — Fig. 59)

A partir da posição anterior, com as mãos tocando o chão, ou pelo menos tentando, complete a posição. Procure relaxar os ombros e o pescoço. Lembre-se de respirar.

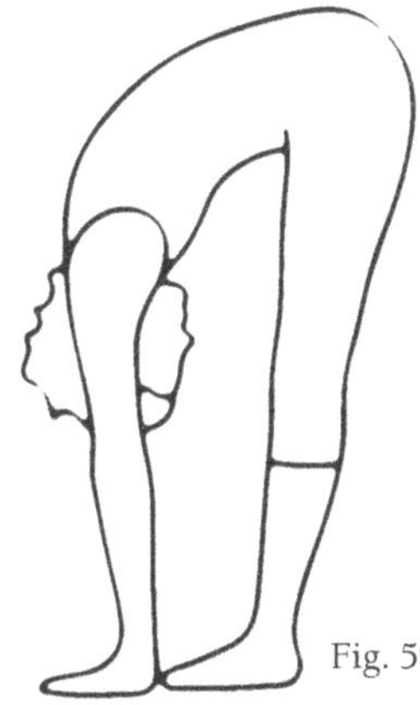

Fig. 59

Fique nesta posição de 15 a 60 segundos.

Considerações posturais

Esta anteflexão em pé, apresentada em três fases, harmoniza e alonga a musculatura das costas e alonga gradualmente a parte de trás das pernas.

Alongada, a musculatura das costas descomprime as vértebras, contribuindo para liberar principalmente a região lombar e lombossacra[7] de pressões indesejadas.

Para evitar instabilidade nas vértebras, após haver feito uma anteflexão é aconselhável o praticante sempre fazer uma retroflexão que não seja em pé nem de joelhos, isso porque anteflexões alongam as costas e descomprimem as vértebras lombares trazendo alívio, mas não necessariamente as alinham.

Pessoas com dores lombares podem beneficiar-se prolongando o tempo de permanência nesta posição, desde que façam a compensação cuidadosamente logo em seguida. Quanto maior for o tempo de permanência, mais atenção deverá ser dada à compensação.

A meia-cobra é bastante indicada para compensar a coluna dos efeitos das anteflexões, assim como as torções feitas na posição deitada.

---

7. Lombossacra: região compreendida entre a lombar e a sacra, composta pelas vértebras L5 e S1.

Considerações gerais

Esta anteflexão fortalece as pernas.

Como em toda anteflexão, os órgãos viscerais são massageados, o que é benéfico para o organismo. Esta posição tonifica o sistema nervoso e estimula a circulação, proporcionando um fluxo extra de sangue para a cabeça. Ajuda também a equilibrar o ciclo hormonal feminino.

6) POSIÇÃO DA MEIA-COBRA / *ARDHA BHUJANGÁSANA* (Fig. 61)

Agora, dobre a perna direita, mantendo-a à frente do corpo, enquanto leva a perna esquerda para trás, inspirando e ao mesmo tempo apoiando o joelho e as mãos no chão, olhando ligeiramente à frente (Fig. 60).

Respire livremente.

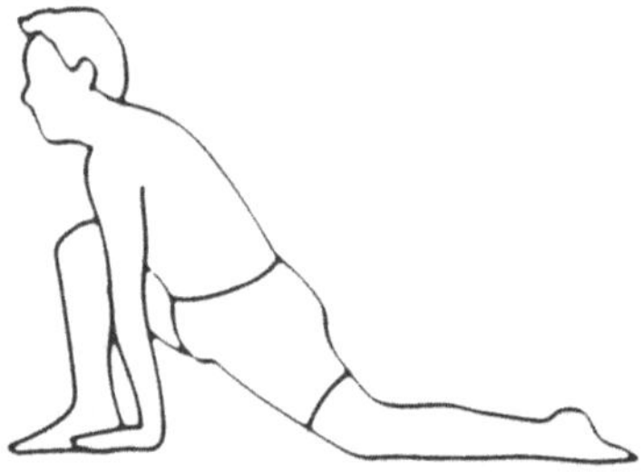

Fig. 60

Em seguida, inspirando, eleve o tronco e coloque os braços ao longo do corpo (Fig. 61).

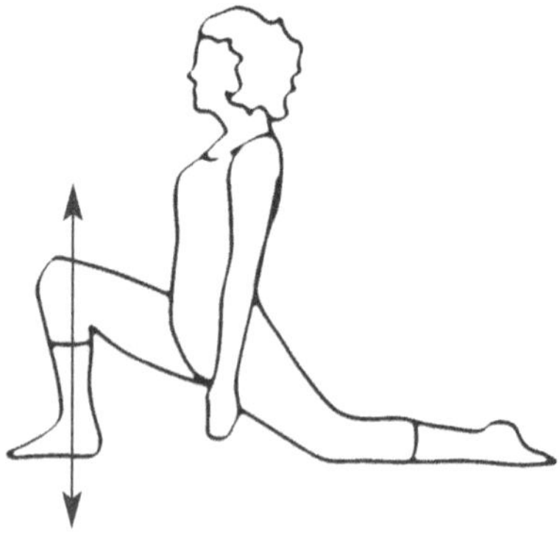

Fig. 61

Preste atenção na base da coluna vertebral, relaxando bem os quadris e a virilha.[8]

Você pode colocar uma pequena almofada sob o joelho de apoio, caso sinta dor por ter um joelho magro ou sensível.

Respire livremente.

Ao desmanchar a meia-cobra, você deve sentir conforto na região lombar.

Considerações posturais

A posição da meia-cobra, que é uma retroflexão, feita logo após uma anteflexão, compensa a coluna vertebral. Aqui, está compensando a anteflexão feita antes, em três fases. A meia-cobra realinha a coluna pela inversão da curvatura lombar, enquanto alonga a virilha.

A inversão favorece o perfeito encaixe das vértebras entre si e dos quadris, enquanto o alongamento da virilha é fundamental para a descompressão e o alinhamento lombar.

Nesta posição, o alinhamento lombar é favorecido também pelo alongamento da parte anterior da coxa que, quando encurtada, puxa os quadris para baixo e para a frente, causando pressão sobre as vértebras lombares.

Pessoas com problemas lombares devem fazer esta inversão de maneira lenta, progressiva e controlada; assim, o movimento será sempre benéfico. Para aliviar dores em casos de crise aguda ou dor lombar crônica, a meia-cobra é uma das posições mais indicadas.

Em crises da coluna, você pode fazer a meia-cobra várias vezes em uma mesma prática e ao longo do dia, se quiser.

Ao fazer a meia-cobra para alinhar e encaixar a região lombar, é preciso manter o joelho que está à frente alinhado verticalmente com o pé (Fig. 61). Nessa posição, se o joelho avança à frente do pé (Fig. 62), a tração do alongamento da virilha se desloca para a região lombar, sobrecarregando as vértebras em vez de aliviá-las.

---

8. Virilha: região entre o ventre e a coxa.

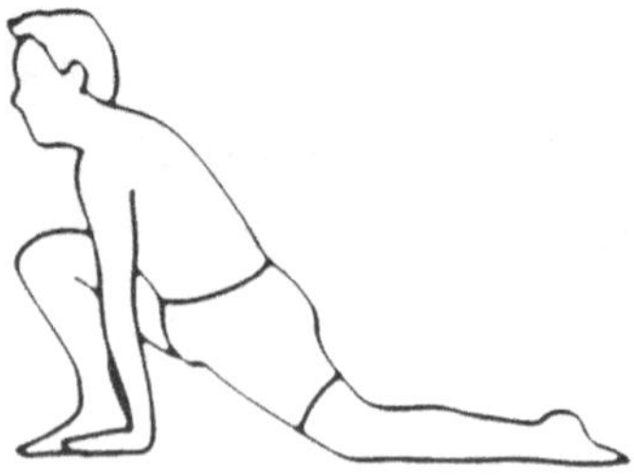

Fig. 62

Considerações gerais

Esta posição contribui para a diminuição de gordura nos glúteos, melhora a força e a flexibilidade dos membros inferiores, e o equilíbrio físico e emocional.

7) POSIÇÃO DO CACHORRO INVERTIDO /
ADHO MUKHA SHVANÁSANA (Fig. 63)

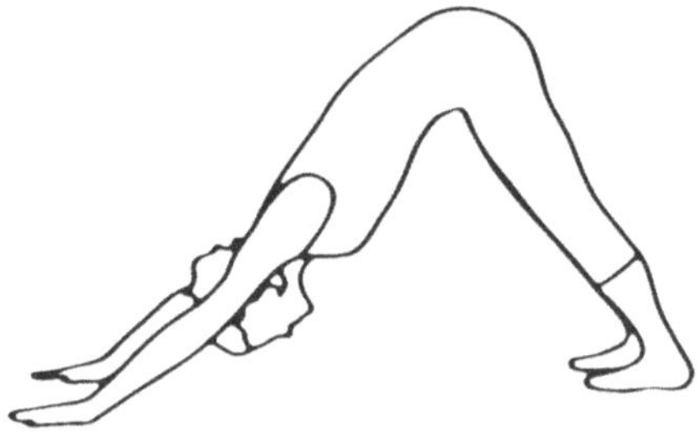

Fig. 63

Apoiando-se nas mãos, leve agora a perna direita para trás, e depois estenda as pernas e os braços, erguendo os quadris.

Olhe para os dedos dos pés, procurando manter o pescoço relaxado. Sinta o alongamento da parte de trás dos joelhos.

Tente encostar os calcanhares no chão, procurando manter as mãos completamente espalmadas, e distribuindo o peso por igual entre as mãos e os pés. Procure manter as costas retas, mas não force exageradamente; condicione o seu corpo de maneira gradual.

Respire livremente.

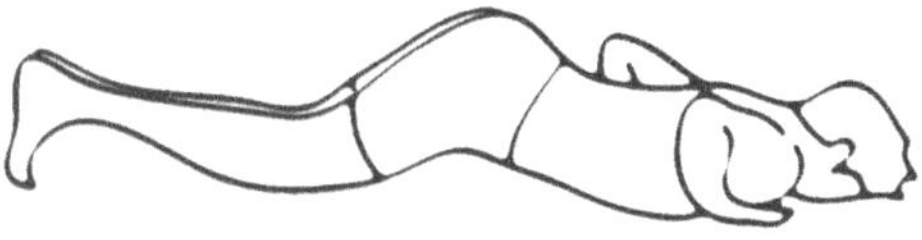

Fig. 64

Tente permanecer por 5 respirações. Em seguida, apoie os joelhos no chão. Desça o peito para o chão (Fig. 64, *Chaturanga Dandásana*, variação), *preparando-se para fazer a cobra.*

Considerações posturais

Não devemos travar os cotovelos em nenhuma posição de apoio sobre as mãos, porque isso pode causar epicondilite,[9] além de deformá-los.

Não deve haver dor nos punhos. A articulação dos punhos deve sempre permanecer confortável em todas as posições de apoio sobre as mãos. Forçar os punhos, tentando colocá-los em um ângulo de 90° nas posições de apoio, pode desestabilizá-los. O ângulo máximo de flexão dorsal dos punhos nas posições de apoio é de apenas 70°, para a maioria das pessoas.

Na posição do cachorro invertido, a respiração tende naturalmente a se alongar, contribuindo para tonificar o diafragma.

O diafragma tonificado, juntamente com abdominais fortes, ajuda decisivamente a manter as vértebras da região lombar alinhadas, fixando-as nos momentos em que realizamos grandes esforços físicos.

Este ásana alonga a musculatura posterior das pernas, o que contribui para uma boa postura, modela as pernas e também contribui para descontrair os ombros.

Considerações gerais

A posição do cachorro invertido estimula a circulação, especialmente do pescoço e da cabeça. É uma posição revitalizante e energizante, que imita o movimento dos cães e dos gatos.

---

9. Epicondilite: inflamação da parte externa do cotovelo. É também chamada de "cotovelo de tenista", por ser comum em pessoas que jogam tênis.

8) POSIÇÃO DA COBRA / *BHUJANGÁSANA* (Fig. 65) (Variação)

Deitando-se de barriga para baixo, apoie as mãos ao lado corpo e erga o tronco, mantendo a região pélvica relaxada, enquanto inspira. Quando isso não for mais possível, termine de elevar-se com a força dos braços.

Mantenha os cotovelos ligeiramente flexionados, olhando para o alto, mas sem afundar a cabeça nos ombros. A nuca e os ombros devem permanecer confortáveis.

Ao completar a cobra, deixe a respiração acontecer livremente. Durante o tempo de permanência, mantenha a pelve relaxada e apoiada no chão. A pressão da curvatura deve ser sentida mais no meio das costas e menos na região lombar. Os joelhos ficam encostados no chão.

Procure manter as mãos espalmadas, completamente apoiadas no chão, mas jogando o peso do corpo um pouco mais sobre a borda externa, o que alivia a pressão sobre os punhos.

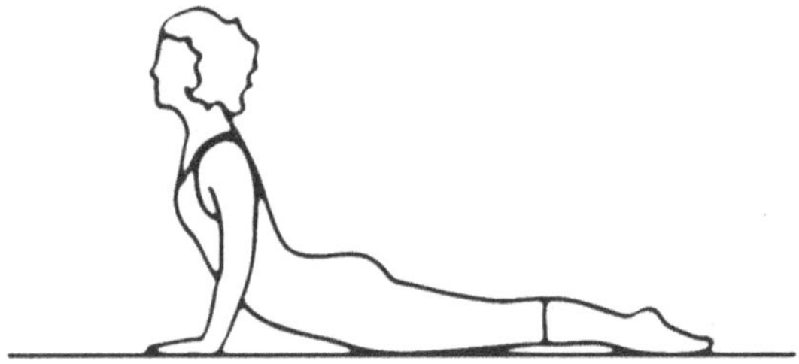

Fig. 65

Permaneça nesta posição de 15 a 60 segundos.

Considerações posturais

A cobra é uma retroflexão que fortalece a cintura escapular,[10] ajudando a diminuir a cifose dorsal exagerada.[11]

Pelo posicionamento relaxado do tronco, favorece o alinhamento suave das vértebras de toda a coluna, da região lombossacra ao pescoço, e alonga a parte anterior do corpo.

10. Cintura escapular: conjunto de ossos que formam os ombros.

11. Cifose dorsal exagerada: tendência a formar corcunda.

Não deve haver dor nos ombros enquanto o tronco é elevado pela extensão dos braços.

O ombro é uma articulação um tanto instável na sua parte ântero-superior, em especial nas mulheres. Por essa razão, em caso de desconforto ou dor, pode-se experimentar elevar o tronco com os braços um pouco mais à frente ou mais atrás, mais abertos ou então apoiando-se sobre os cotovelos, tentando elevar o tronco sempre com o maior conforto possível para os seus ombros.

Considerações gerais

Esta posição estimula a digestão, alivia a flatulência[12] e a prisão de ventre, e equilibra o sistema endócrino,[13] especialmente o ciclo hormonal feminino, além de tonificar e equilibrar o sistema reprodutivo.

9) POSIÇÃO DO CACHORRO INVERTIDO / *ADHO MUKHA SHVANÁSANA* (Fig. 67)

Dando continuidade à sequência, apoie-se sobre os joelhos (Fig. 66). Vire então os dedos dos pés e eleve os quadris, voltando à posição do cachorro invertido (Fig. 67).

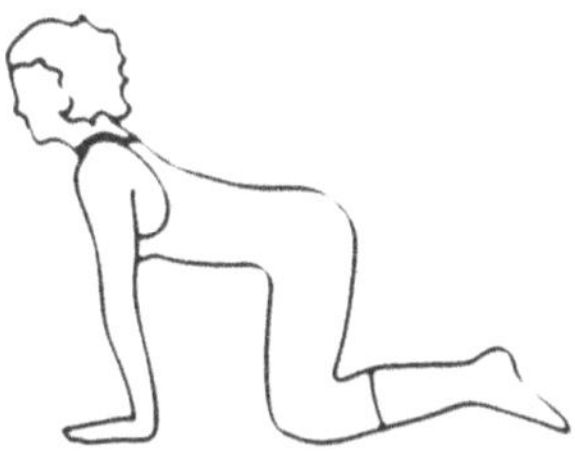

Fig. 66

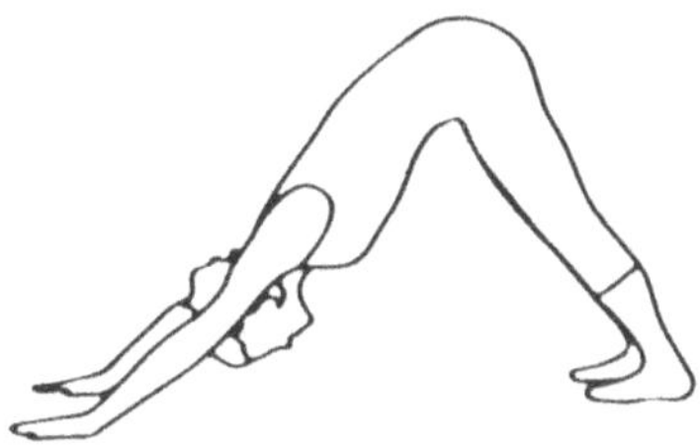

Fig. 67

Procure permanecer por 5 respirações na posição. Respire livremente.

12. Flatulência: formação de gases nos intestinos.

13. Endócrino: relativo às glândulas de secreção interna, produtoras dos hormônios.

10) POSIÇÃO DA MEIA-COBRA / *ARDHA BHUJANGÁSANA* (Fig. 68)

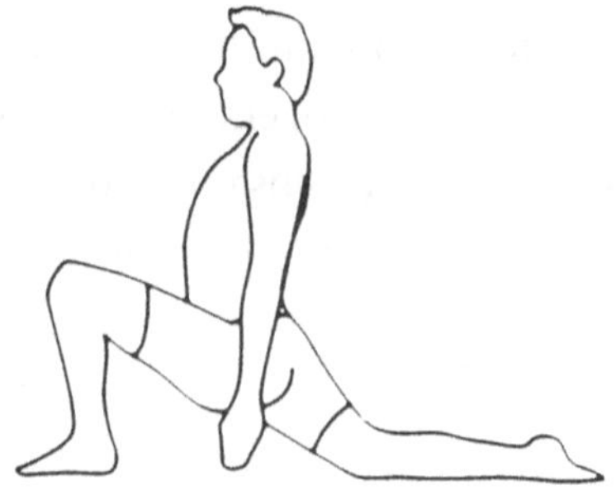
Fig. 68

Leve agora a perna esquerda para a frente e estenda a direita para trás. Mantenha-se nesta posição de 15 a 60 segundos. Respire livremente.

11) FINALIZANDO, A SAUDAÇÃO AO SOL

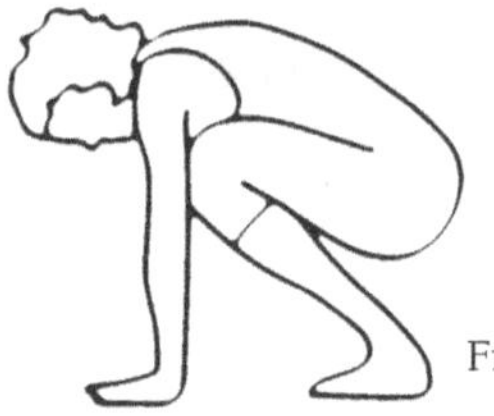
Fig. 69

A partir da meia-cobra, expirando, passe para a posição agachada, apoiando as duas mãos no chão (Fig. 69).

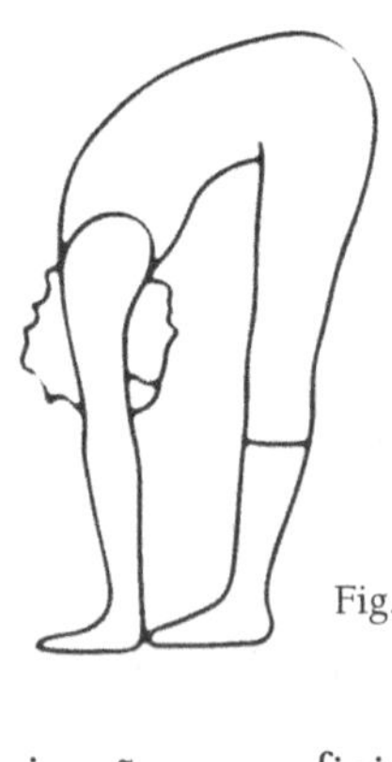
Fig. 70

Depois, mantendo a respiração superficial, com os pés unidos ou próximos, estenda os joelhos mantendo as mãos apoiadas no chão (Fig. 70).

Coloque uma mão sobre a outra ou entrelace os polegares, contraindo abdômen, períneo e glúteos o máximo que puder, e suba lentamente, levando os braços estendidos para o alto (Figs. 71 e 72).

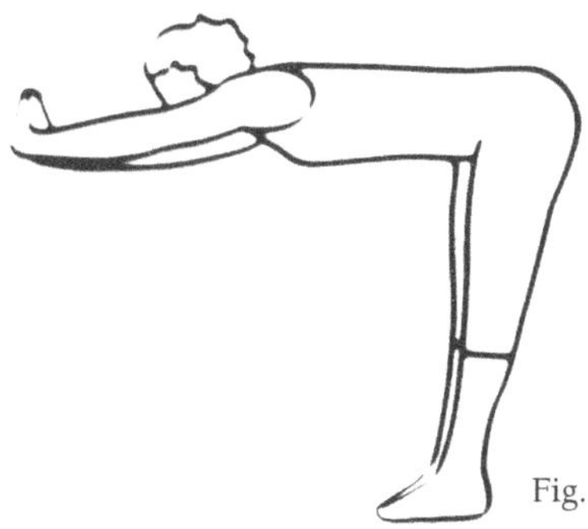

Fig. 71

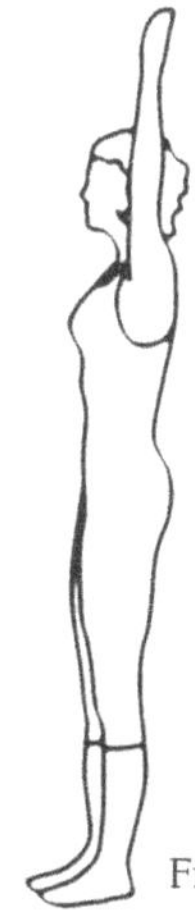

Fig. 72

Ao completar a elevação do tronco, você pode soltar o abdômen e inspirar profundamente.

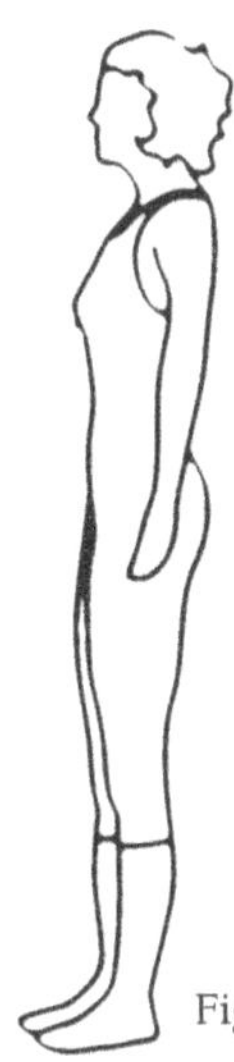

Fig. 73

Expirando, desça os braços lateralmente ou à frente do corpo, de preferência com as palmas das mãos viradas para cima, o que é mais confortável para os ombros, retomando então a posição inicial (Fig. 73).

Considerações posturais

Em geral, deslocamentos da região lombar e lombossacra acontecem na volta de uma flexão para a frente. Por esse motivo, ao elevar o tronco é importante o praticante dar especial atenção ao abdômen, períneo e glúteos, mantendo-os contraídos, o que ajuda a fixar a coluna lombar e manter as vértebras alinhadas.

12) RELAXAMENTO / *SHAVÁSANA* (Fig. 74)

Na posição deitada, com os braços ao longo do corpo e as pernas estendidas, observe os movimentos do seu abdômen ou então a passagem do ar pelas narinas. Mentalize cada parte do corpo: pés e tornozelos, joelhos, quadris, costas, ombros, cotovelos, braços e mãos, ombros, pescoço e rosto, relaxando cada vez mais.

Você pode permanecer nesta posição de 3 a 15 minutos. Ao terminar, abra os olhos lentamente enquanto respira fundo.

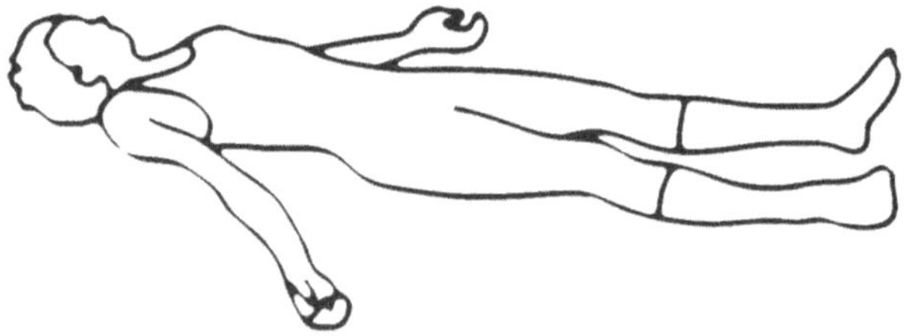

Fig. 74

Sente-se e depois levante-se devagar.

Considerações gerais

Esta prática diminui a fadiga, acalma a mente e tonifica o sistema nervoso.

PRIMEIRA SEQUÊNCIA COMPLETA

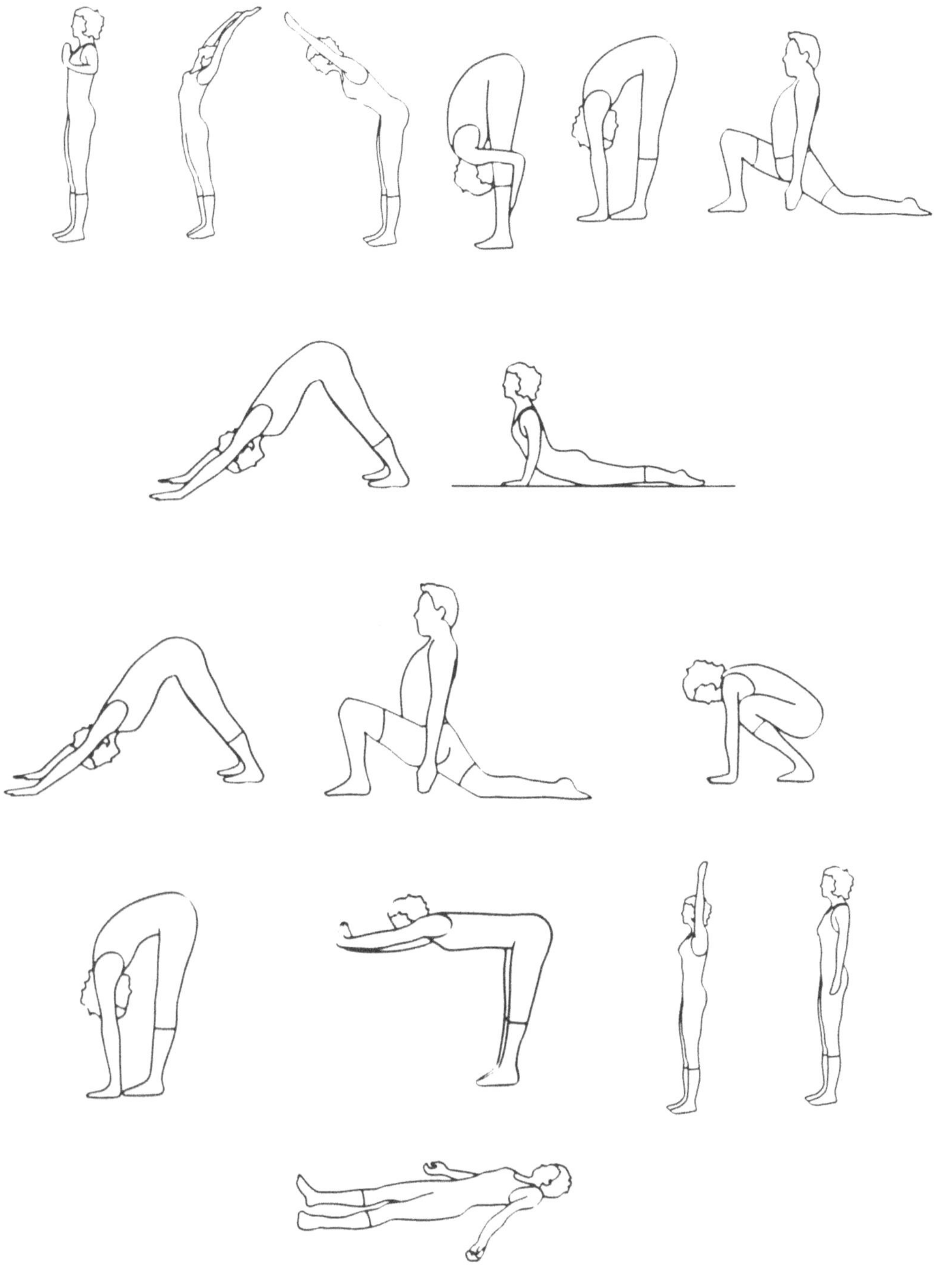

SEGUNDA SEQUÊNCIA POSTURAL

Embora tenha apenas quatro posições, esta sequência é eficiente para aliviar dores lombares em muitos casos.

1) POSIÇÃO ENROLADA / *DVI PADA PAVANA MUKTÁSANA* (Fig. 75)

Deite-se no chão, de barriga para cima. Em seguida, dobre ambas as pernas e abrace os dois joelhos, cruzando os pés, se preferir. Balance o corpo suavemente de um lado para o outro. Respire livremente.

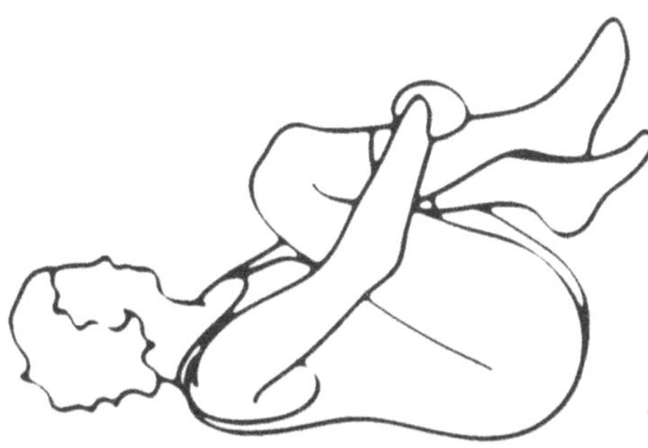

Fig. 75

Permaneça de 15 a 60 segundos.

Considerações posturais

Esta posição alonga a musculatura da região lombar.

Considerações gerais

É uma posição que relaxa e alivia o cansaço.

2) POSIÇÃO DO DECÚBITO DORSAL COM UMA PERNA DOBRADA / *EKAPADA PAVANA MUKTÁSANA* (Variação – Fig. 76)

A partir da posição deitada no chão, dobre uma das pernas abraçando o joelho. Mantenha a outra perna bem estendida, colada no chão.

Procure manter as costas também totalmente coladas no chão, aproximando levemente o queixo da garganta enquanto mantém a cabeça encostada no chão. Lembre-se de respirar.

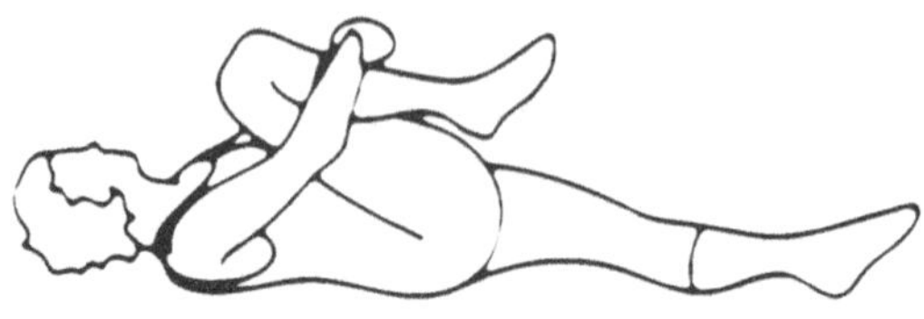

Fig. 76

Permaneça nesta posição de 15 a 60 segundos e então faça do outro lado.

Considerações posturais

Esta posição contribui para o encaixe e alinhamento da região lombar.

Considerações gerais

Também contribui para o bom funcionamento intestinal. Nas mulheres, ajuda a regularizar a menstruação e minimiza os efeitos da TPM.

3) POSIÇÃO DA PONTEZINHA / *SETU BANDHÁSANA* (Variação – Fig. 77)

A partir da posição deitada no chão, dobre os dois joelhos. Mantendo os pés paralelos, eleve os quadris o mais alto que puder, mas sem forçar os seus limites. Mantenha os braços relaxados no chão ao longo do corpo. Respire livremente. Permaneça de 15 a 60 segundos.

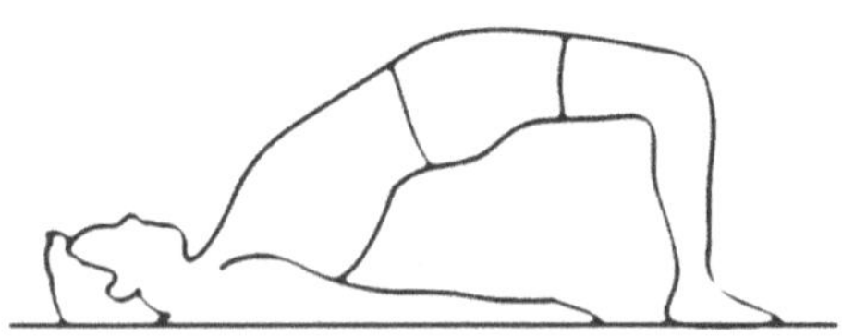

Fig. 77

Em seguida, desça a coluna, vértebra por vértebra, e estenda as pernas.

Considerações posturais

Esta posição fortalece os músculos da região lombar e os glúteos, contribuindo para a estabilidade das vértebras lombares e dos quadris.

Considerações gerais

Os tornozelos são fortalecidos. Estimula a circulação e o sistema endócrino. Tonifica o organismo.

4) RELAXAMENTO / *SHAVÁSANA* (Fig. 78)
Idem 1ª Sequência (passo 12).

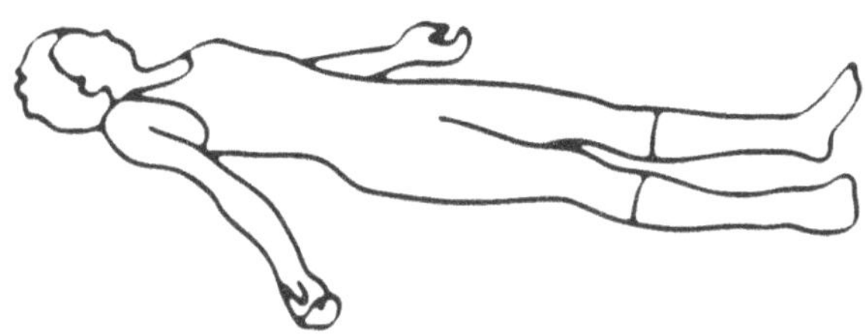

Fig. 78

SEGUNDA SEQUÊNCIA COMPLETA

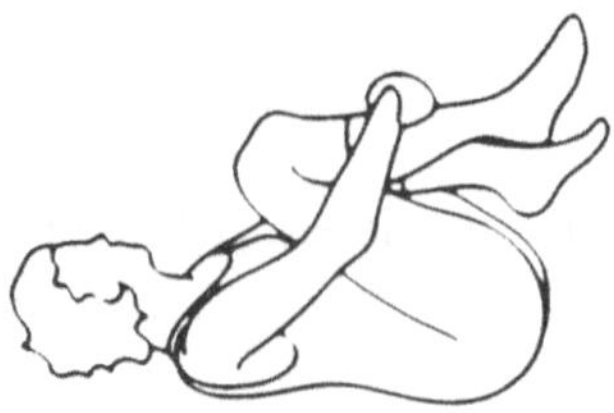

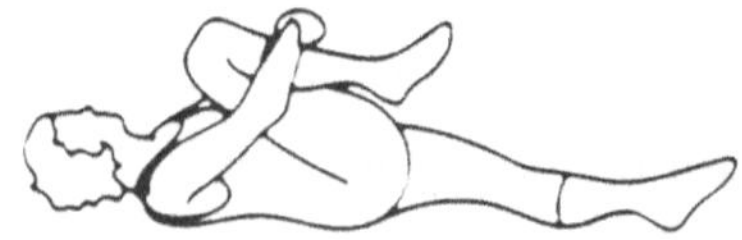

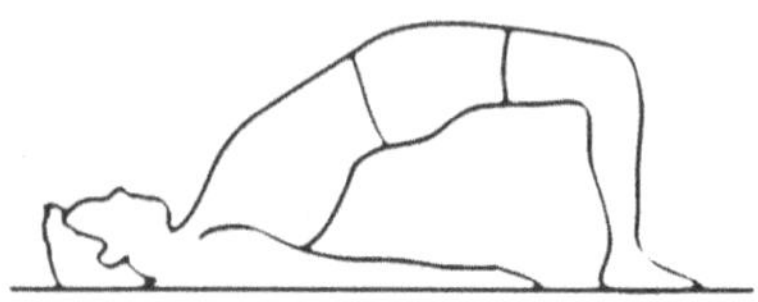

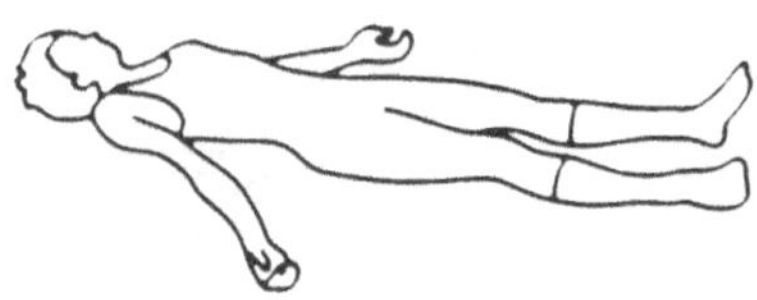

TERCEIRA SEQUÊNCIA POSTURAL

1) POSIÇÃO DIAMANTINA / *VAJRÁSANA* (Fig. 79)

Sente-se sobre os calcanhares, com o peito dos pés virado para baixo. Caso sinta dor nos tornozelos ou joelhos ao se sentar sobre os calcanhares, experimente utilizar um colchonete mais macio nas práticas, ou uma almofada entre a coxa e a barriga da perna.

Observe a sua respiração por alguns instantes.

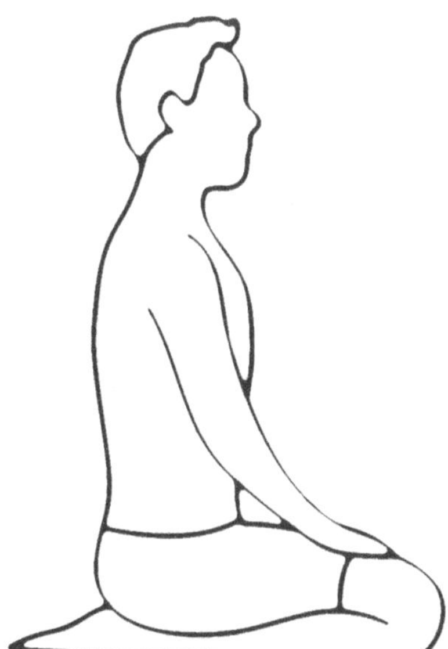

Fig. 79

Aqui, colocar-se nesta posição está servindo apenas como preparação para a posição da folha.

2) POSIÇÃO DA FOLHA / *YOGA MUDRA* (Variação – Fig. 80)

A partir da posição diamantina, expire enquanto se dobra sobre o próprio corpo. Flexione-se até encostar a cabeça no chão.

Caso não seja possível, ou seja difícil descer a cabeça, apoie a testa sobre as mãos, de maneira a se sentir confortável. Respire livremente.

Permaneça na posição de 15 a 60 segundos.

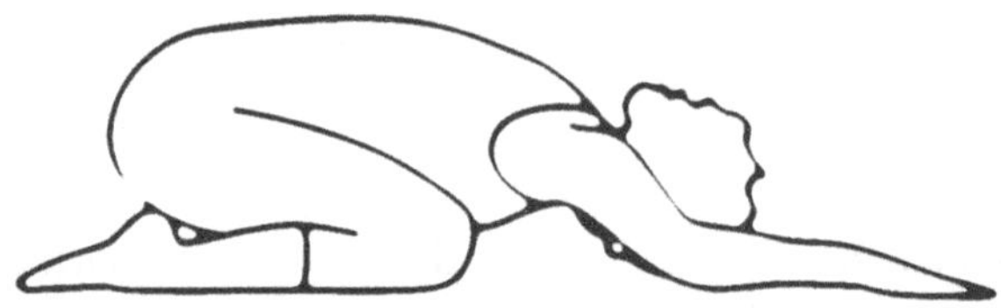

Fig. 80

Em seguida, passe para a posição do pombo deitado.

Considerações posturais

Na região lombar, a pressão excessiva sobre as vértebras pode prejudicar a movimentação dos membros inferiores, chegando a causar alterações da sensibilidade, ou fraqueza e atrofia, em certos casos.

O bloqueio na condução dos estímulos nervosos pode também afetar o funcionamento do sistema nervoso vegetativo[1] e dos órgãos viscerais, em menor ou maior grau.

Além dos efeitos diretos sobre os movimentos e sobre o funcionamento dos órgãos, a compressão de vértebras pode gerar dores de cabeça, dores nas costas ou em outras regiões do corpo, e as mais diversas sensações. Pode também interferir no equilíbrio emocional, causando indisposição, desânimo, irritabilidade ou depressão.

Na posição da folha você relaxa enquanto alonga a região lombar passivamente, descomprimindo as vértebras lombares. Caso sinta dificuldade para flexionar os joelhos, você pode colocar uma pequena almofada entre a coxa e a barriga da perna.

Como em todas as flexões, a permanência prolongada na folha pede compensação da coluna lombar.

---

1. Sistema nervoso vegetativo: controla as funções involuntárias e inconscientes do organismo.

Considerações gerais

É uma posição que favorece a expiração, ajudando a reverter a tendência natural que temos à retenção e ao encurtamento da respiração.

Algumas pessoas sentem dificuldade para permanecer nessa posição devido à compressão abdominal. Não force. No início, permaneça pouco, permitindo-se relaxar as costas, e aumente o tempo aos poucos; isso costuma resolver o problema.

3) POSIÇÃO DO POMBO DEITADO / *SUPTA KAPOTÁSANA* (Fig. 81)

A partir da posição da folha, erga um pouco o corpo estendendo a perna esquerda para trás. Agora desça o tronco sobre a perna direita dobrada, enquanto encosta a testa no chão, colocando os braços à frente do corpo, bem estendidos (Fig. 81), ou relaxados com os cotovelos no chão, como preferir. A respiração é livre.

Permaneça de 15 a 60 segundos; depois volte a perna esquerda e estenda a direita.

Procure permanecer o mesmo tempo em cada lado.

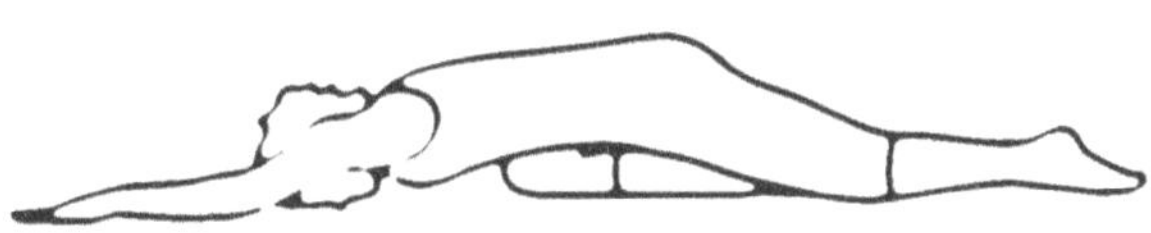

Fig. 81

Ao terminar, volte para a posição diamantina.

Considerações posturais

A virilha encurtada puxa a coluna lombar para a frente com bastante força, sendo causa frequente de dores nas costas e deslocamento vertebral. Esta posição alonga de maneira suave e eficiente a virilha no sentido anteroposterior, o que é fundamental para reduzir a pressão sobre as vértebras lombares. O encaixe da articulação coxofemoral também costuma apresentar melhoras.

Além disso, quase sempre um lado da virilha é, em algum grau, mais curto do que o outro, o que favorece desvios em rotação das vértebras lombares, também fonte de compressão e dor.

Alongando um lado e depois o outro e ficando o mesmo tempo de cada lado, uma eventual diferença tende a desaparecer, o que contribui para a harmonização da curvatura lombar. Muitas vezes, dores lombares são aliviadas apenas com este procedimento.

Considerações gerais

Esta posição acalma e é eficiente para regular o ciclo hormonal, além de diminuir os efeitos da TPM e menopausa.

4) POSIÇÃO DA MEIA-COBRA / *ARDHA BHUJANGÁSANA* (Fig. 82)
Idem 1ª Sequência (passo 6).

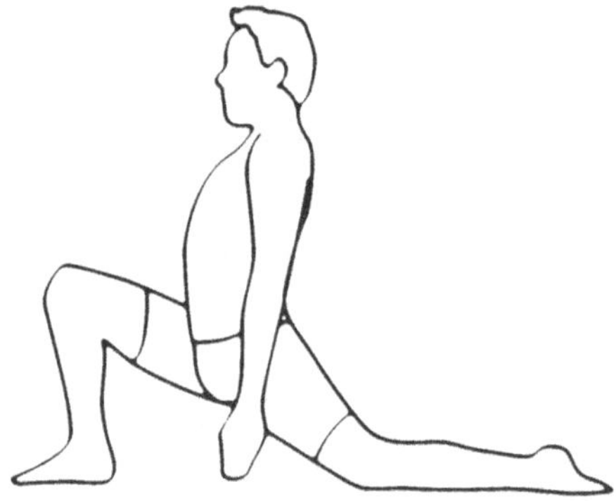

Fig. 82

Faça dos dois lados.

5) RELAXAMENTO / *SHAVÁSANA* (Fig. 83)
Idem 1ª Sequência (passo 12).

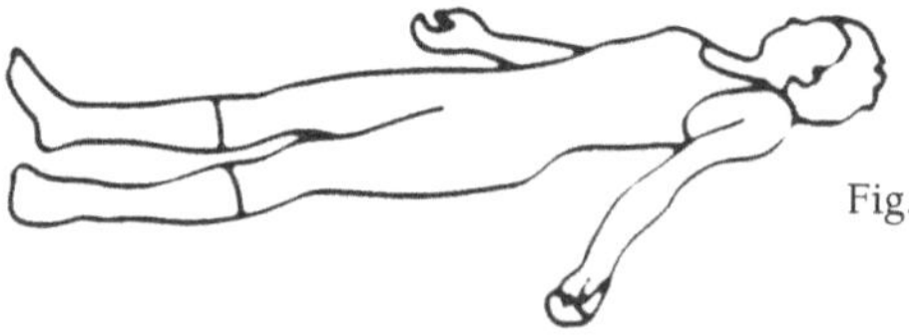

Fig. 83

TERCEIRA SEQUÊNCIA COMPLETA

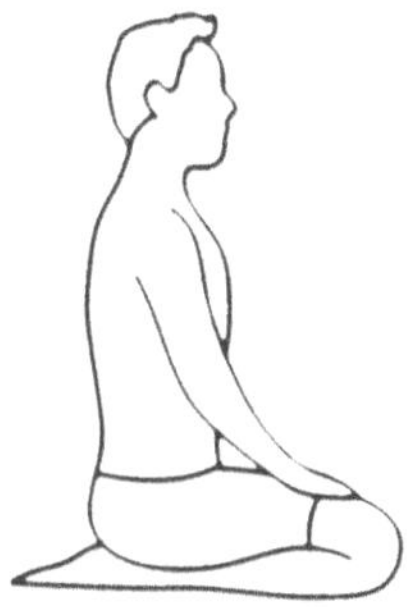

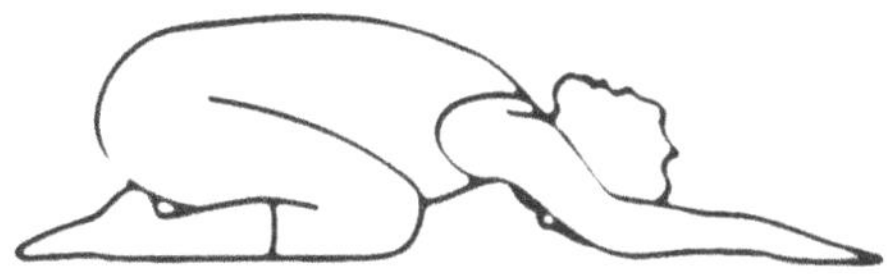

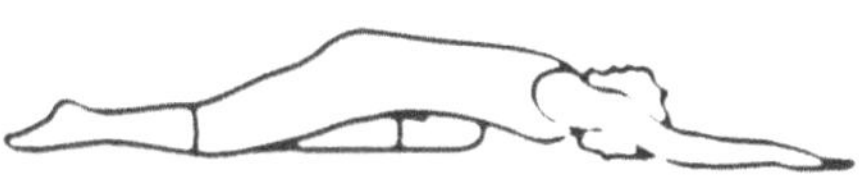

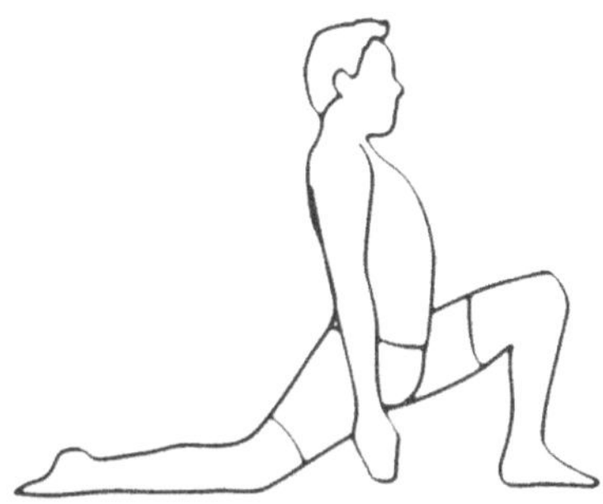

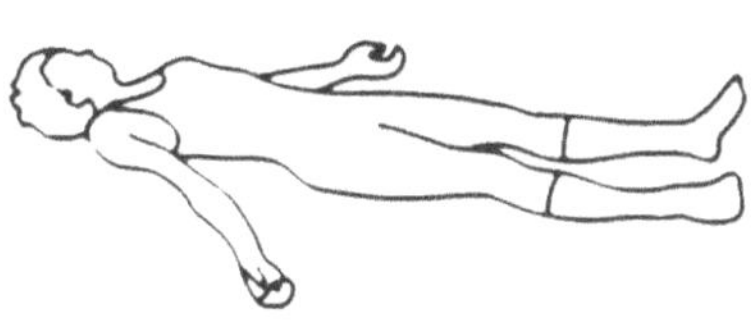

QUARTA SEQUÊNCIA POSTURAL

1) POSIÇÃO DIAMANTINA / *VAJRÁSANA* (Variação — Fig. 84)

Fique na posição diamantina, permanecendo por alguns instantes.

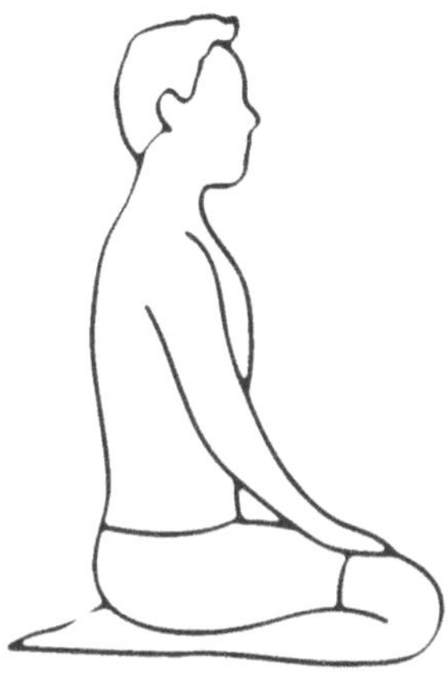

Fig. 84

Flexionando-se, passe para a folha.

2) POSIÇÃO DA FOLHA / *YOGA MUDRA* (Variação – Fig. 85)

Idem 3ª Sequência (passo 2).

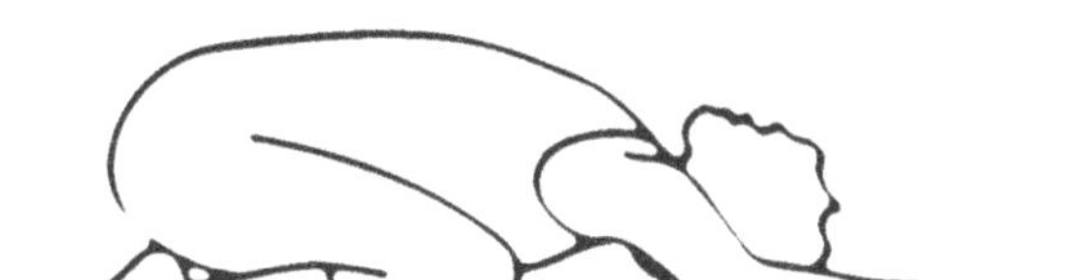

Fig. 85

Em seguida, volte para a posição diamantina.

3) POSIÇÃO DA CABEÇA NO JOELHO / *TRYANG MUKHAIKAPADA* (Variação – Fig. 87)

A partir da posição diamantina, leve uma das pernas para a frente, estendendo-a. Inspirando, erga ambos os braços, bem alto (Fig. 86).

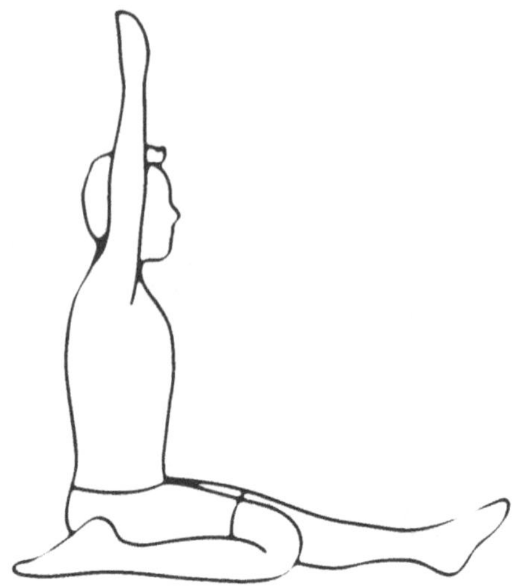

Fig. 86

Em seguida, expirando, desça os braços procurando alcançar os pés com as mãos, enquanto aproxima a cabeça do joelho (Fig. 87). Respire livremente.

Alguns autores dizem que não se deve ficar nesta posição mais do que 30 segundos de cada lado, para não anular os seus efeitos benéficos.

Ao sair da posição, erga os braços para o alto enquanto inspira. Inverta a posição das pernas.

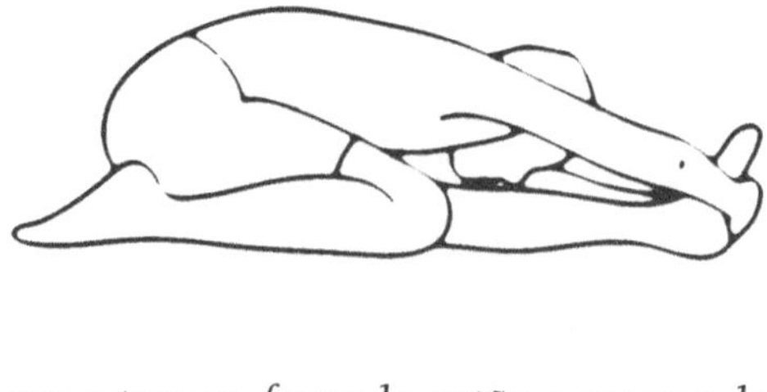

Fig. 87

Expirando, desça o tronco, fazendo então o mesmo do outro lado.

Considerações posturais

Esta posição alonga a musculatura posterior, aliviando compressões e dores lombares.

Considerações gerais

É uma posição que estimula a circulação do sangue ao longo da coluna. Um suprimento de sangue novo é enviado para a região pélvica, contribuindo para tonificar as funções e órgãos sexuais. Melhora a digestão dos alimentos e a eliminação dos resíduos.

4) POSIÇÃO DA MEIA-COBRA / *ARDHA BHUJANGÁSANA* (Fig. 88)

Idem 1ª Sequência (passo 6).

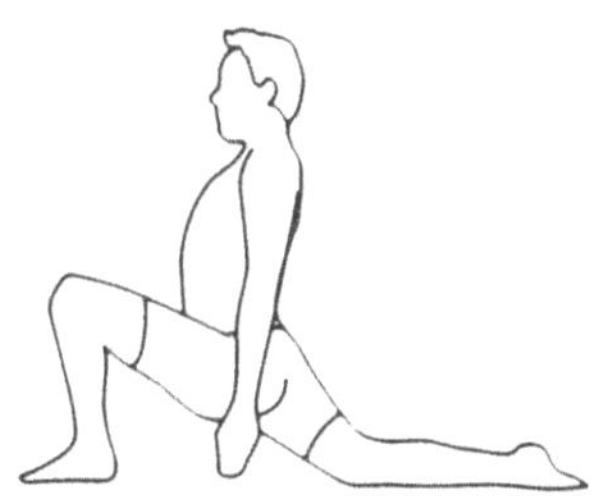

Fig. 88

Faça do outro lado.

5) POSIÇÃO DA PRANCHA / *CHATURANGA DANDÁSANA* (Fig. 89)

Agora, sente-se sobre os calcanhares. Em seguida fique de quatro, apoiando-se nos joelhos e nas mãos.

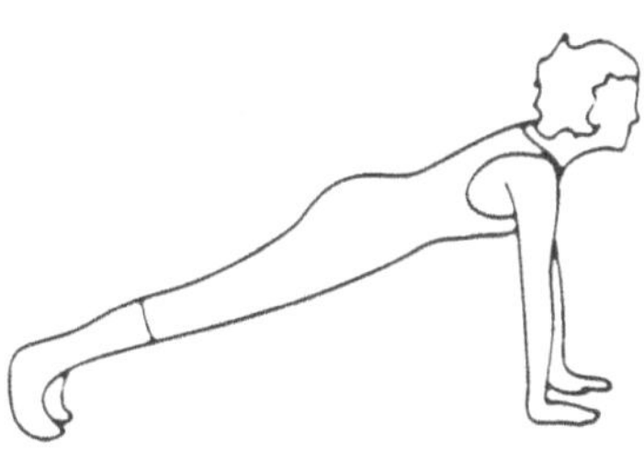

Fig. 89

Estenda uma perna para trás e depois a outra, apoiando-se nos dedos dos pés.

Olhe ligeiramente para a frente, procurando manter o corpo todo alinhado. Respire livremente. Permaneça nesta posição de 5 a 30 segundos.

Em seguida deite-se, para relaxar um pouco.

Considerações posturais

Esta posição ajuda a estabilizar a região pélvica e lombar, sendo importante para complementar os exercícios de alongamento muscular e alinhamento articular.

Fortalece a musculatura das costas, sendo especialmente indicada para corrigir escápulas muito abertas ("asinhas"). Também fortalece braços, coxas e abdômen.

Se os punhos doerem, interrompa a posição imediatamente e experimente fazê-la apoiando-se sobre as mãos fechadas, com os punhos retos. Os cotovelos não devem ficar travados durante o tempo que permanecer na posição.

No início, é comum as mulheres terem dificuldade para permanecer nesta posição, pois é preciso ter força nos braços e no abdômen. No entanto, é importante fazê-la por isso mesmo.

Caso sinta dificuldade, experimente fazer duas ou três permanências curtas em cada prática, para acelerar o fortalecimento muscular. Aos poucos prolongue o tempo até fazer uma única permanência.

Considerações gerais

Esta posição tonifica a musculatura de maneira geral e ativa a circulação, gerando bem-estar e disposição. Sendo uma posição muscular, queima calorias durante e depois da sua execução.

6) POSIÇÃO DO LÓTUS / *PADMÁSANA* (Variação – Fig. 91)

Sente-se no chão com as pernas em "X" (Posição fácil / *Sukhásana* – Fig. 90). Em seguida, coloque o pé direito sobre o joelho esquerdo, se possível. Caso não consiga, coloque o pé sobre a coxa ou mesmo sobre a canela.

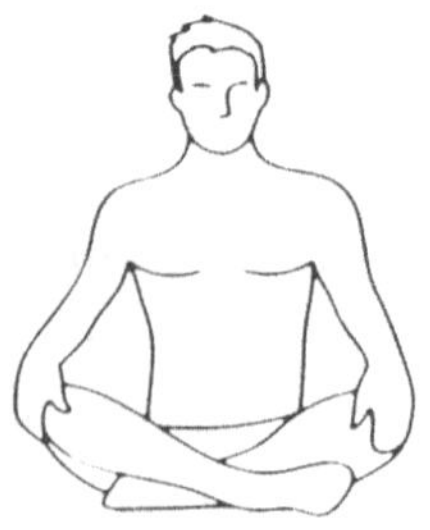

Fig. 90

Procure manter as costas bem retas. Se for preciso, apoie-se também sobre as mãos.

Permita que aos poucos o joelho desça em direção ao chão.

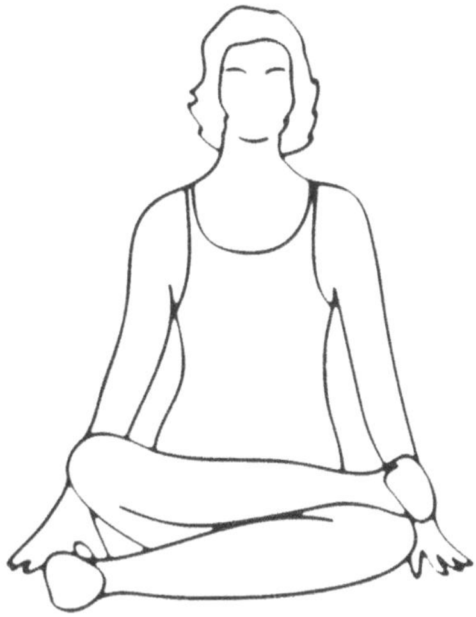

Fig. 91

Faça dos dois lados.

Considerações posturais

Esta posição alinha e encaixa os quadris. Alonga o músculo piriforme, frequentemente responsável por dores ciáticas. É especialmente benéfica em deslocamentos baixos: lombossacros (L5-S1) e sacroilíacos.

Considerações gerais

É uma posição que acalma, estabiliza e favorece a introspecção. Irriga e oxigena a região pélvica. Tonifica o sistema nervoso vegetativo.

7) RELAXAMENTO / *SHAVÁSANA* (Fig. 92)

Idem 1ª Sequência (passo 12).

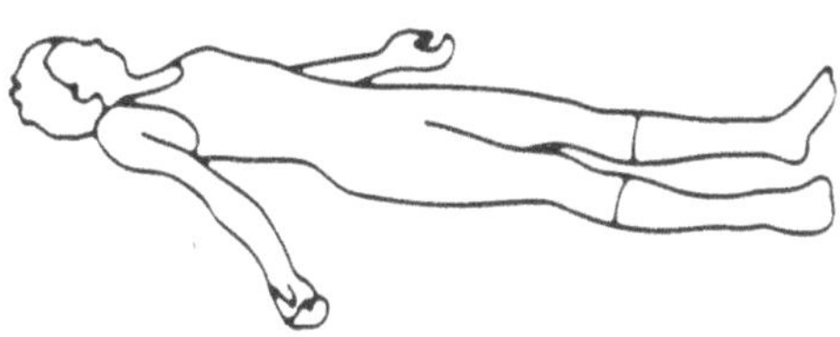

Fig. 92

QUARTA SEQUÊNCIA COMPLETA

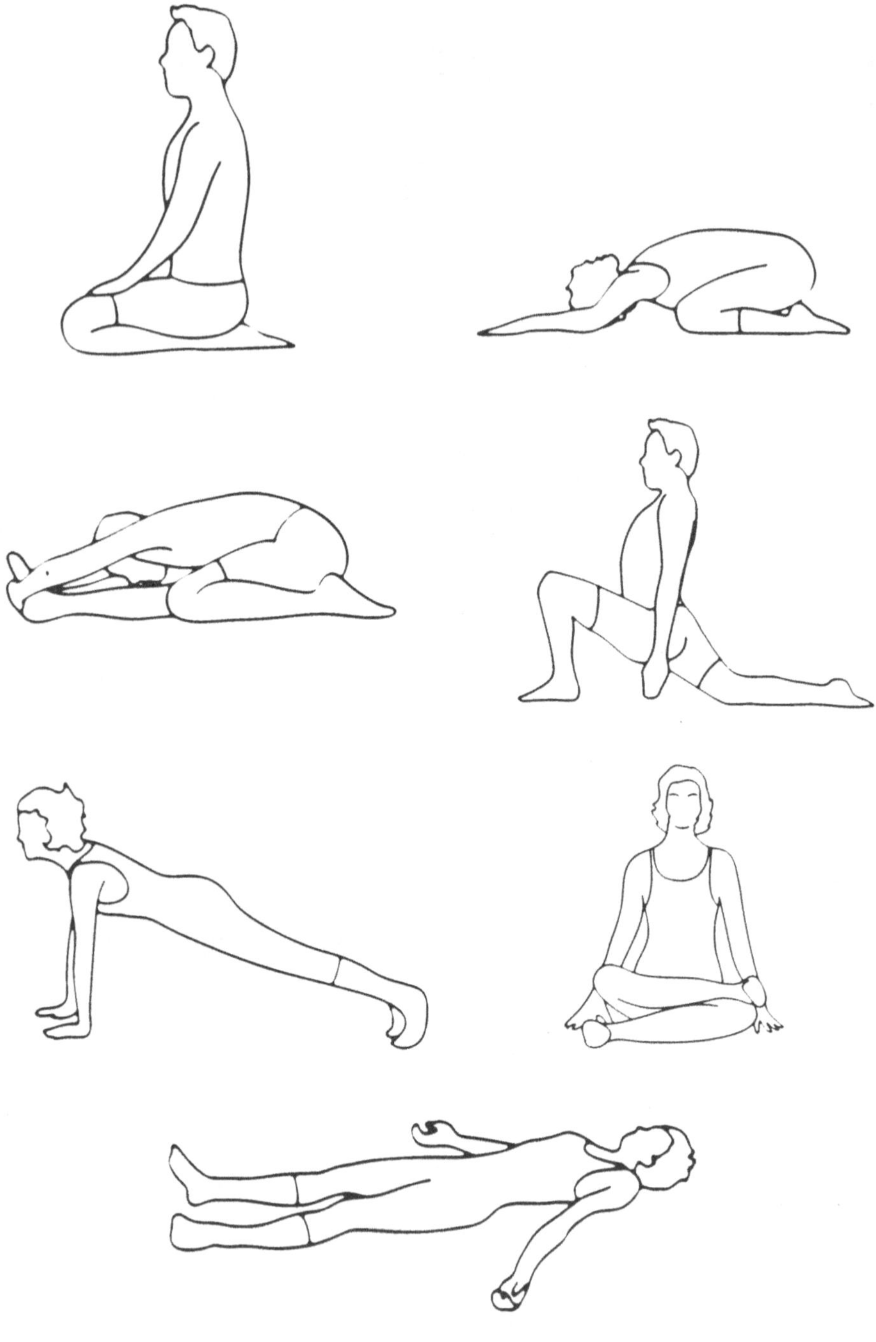

QUINTA SEQUÊNCIA POSTURAL

1) POSIÇÃO INVERTIDA DO CORPO / *VIPARITA KARANYÁSANA*
(Variação na parede – Fig. 93)

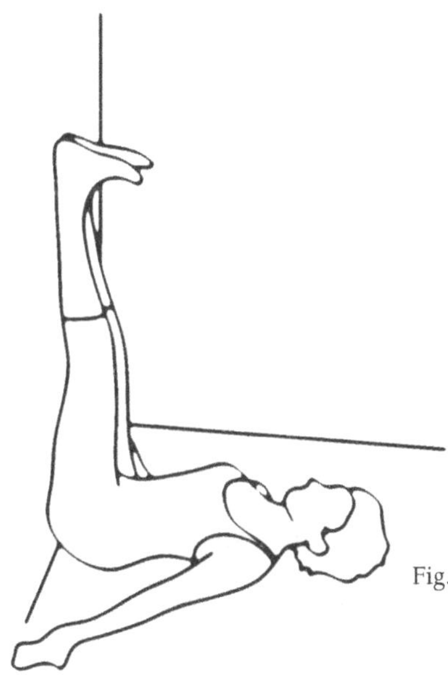

Fig. 93

Deite-se no chão e apoie as pernas na parede, com os joelhos dobrados. Em seguida, estenda os joelhos.

Mantenha os braços relaxados ao longo do corpo, de preferência com as palmas das mãos voltadas para cima.

No primeiro momento talvez você sinta dificuldade em manter os quadris encostados na parede com as pernas estendidas. Procure então encostar os quadris na parede e estender os joelhos aos poucos.

Inicialmente, os pés ficam livres. Quando sentir que as pernas estão aquecidas vire os pés em 90°, se possível.

Aos poucos, as pernas tenderão a se alongar e ficará mais fácil manter o corpo todo colado no chão e na parede, com as pernas retas e os pés em 90°.

Confira se o tronco está bem alinhado em relação às pernas e à parede, sem inclinar-se para a direita ou para a esquerda.

Procure manter a região lombar bem colada no chão. Apoie a cabeça no chão enquanto tenta aproximar o queixo da garganta, mantendo a nuca alongada. Não force, especialmente se você tiver a coluna cervical aplanada. Respire livremente.

Caso sinta formigamento ou dor durante a permanência na posição, interrompa-a e passe para a posição seguinte. Tente permanecer mais numa próxima prática.

Você pode prolongar a permanência nesta posição.

Considerações posturais

É uma posição especialmente benéfica na correção de ombros rodados para a frente, escoliose,[1] cifose[2] dorsal[3] e lordose cervical.[4] Tonifica, alonga e harmoniza a musculatura das costas, descomprimindo as vértebras do pescoço. Ela também alonga de maneira significativa a parte de trás das pernas.

Alterações cervicais podem causar pressão excessiva sobre as vértebras, o que interfere na transmissão dos impulsos nervosos, prejudica a circulação do sangue e diminui a oxigenação do pescoço, afetando o funcionamento da visão, audição e do cérebro como um todo. Os movimentos e o equilíbrio podem ser afetados.

É uma posição que também contribui para diminuir a cifose dorsal exagerada. Pessoas com cifose dorsal acentuada podem sentir necessidade de um pequeno apoio sob a cabeça no início da prática.

1. Escoliose: desvio da coluna vertebral para o lado.
2. Cifose: curvatura da coluna vertebral convexa na parte de trás (corcunda).
3. Dorsal: região da coluna entre as escápulas.
4. Cervical: região da coluna na altura do pescoço e ombros.

Durante a permanência, girar os braços para fora virando as mãos para cima contribui para melhorar o encaixe articular dos ombros e aliviar a bursite.[5]

Como em todas as flexões, esta posição precisa ser compensada.

Considerações gerais

Ajuda a circulação de retorno, aumentando o fluxo de sangue para a região pélvica. Relaxa e contribui para equilibrar o sistema hormonal. Para as mulheres, fazer as posições invertidas pode ser uma opção pessoal. Algumas se sentem melhor fazendo as invertidas durante o período menstrual, porque sentem alívio nas pernas, no entanto a permanência não deve ser longa.

2) POSIÇÃO INVERTIDA DO CORPO / *VIPARITA KARANYÁSANA*
(Variação na parede com as pernas afastadas – Fig. 94)

A partir da posição anterior, afaste as pernas, mantendo-as estendidas com os joelhos bem retos. Gire os pés para fora.

O tempo todo, a região lombar deve ficar colada no chão enquanto a região cervical permanece suavemente alongada, e o queixo se aproxima da garganta com a cabeça apoiada no chão, sem forçar.

Continue com os braços relaxados ao longo do corpo, de preferência com as palmas das mãos voltadas para cima. Respire livremente, pelo nariz.

Caso sinta formigamento ou dor durante a permanência na posição, interrompa-a e passe para a posição seguinte. Tente permanecer mais na posição numa próxima prática.

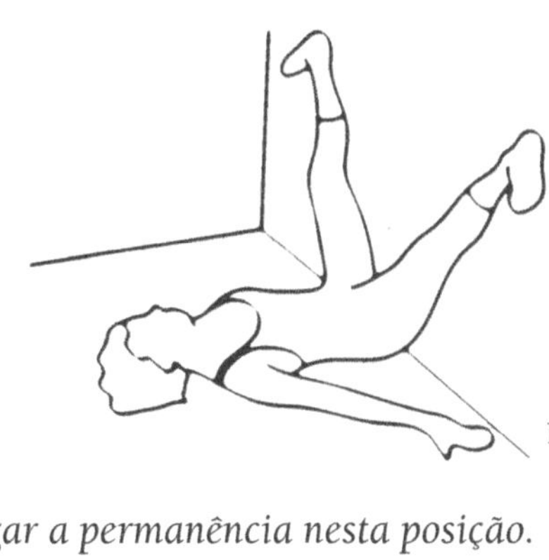

Fig. 94

Você pode prolongar a permanência nesta posição.

5. Bursite: tipo de inflamação que pode ocorrer no interior das articulações.

Considerações posturais

É uma posição especialmente benéfica em casos de cifose dorsal e lordose cervical exageradas. Além de alinhar a coluna lombar, dorsal e cervical, favorece o encaixe e a mobilidade da articulação dos quadris (coxofemoral), assim como a harmonização das vértebras lombossacrais e sacrococcígeas em relação à pelve.

Como todas as flexões, esta posição precisa ser compensada.

Considerações gerais

As mesmas da posição anterior.

3) POSIÇÃO ENROLADA / *DVI PADA PAVANA MUKTÁSANA*
(Variação na parede – Fig. 95)

Dobre as duas pernas e abrace os joelhos, puxando-os de encontro ao corpo enquanto mantém a região lombar colada no chão e alonga a nuca, aproximando o queixo da garganta com a cabeça encostada no chão, mas sem forçar.

A respiração é livre.

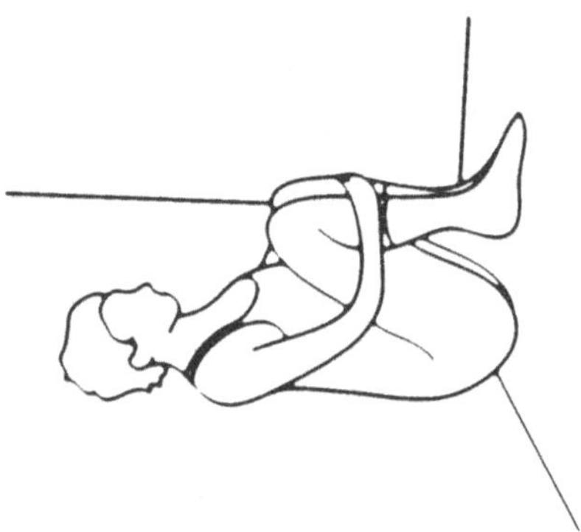

Fig. 95

Em seguida, passe para a próxima prática.

Considerações posturais

Aqui, esta posição serve de descanso para os alongamentos das pernas feitos anteriormente.

Considerações gerais

As vísceras são massageadas. Favorece a digestão e alivia a prisão de ventre e a flatulência.

4) POSIÇÃO INVERTIDA DO CORPO / *VIPARITA KARANYÁSANA* (Variação – Fig. 96)

Mantenha as pernas retas coladas na parede, se possível com os pés em 90°, a região lombar bem colada no chão, e a cabeça encostada no chão, aproximando o queixo da garganta, mas sem forçar.

Afaste o máximo possível os pés da parede, conte de três a cinco segundos e volte a encostar os pés na parede, com os joelhos estendidos.

Para não anular os benefícios posturais do exercício, no momento das flexões não deve haver compensação muscular com encolhimento do pescoço ou da região lombar, nem flexão dos joelhos.

Faça seis vezes, se possível.

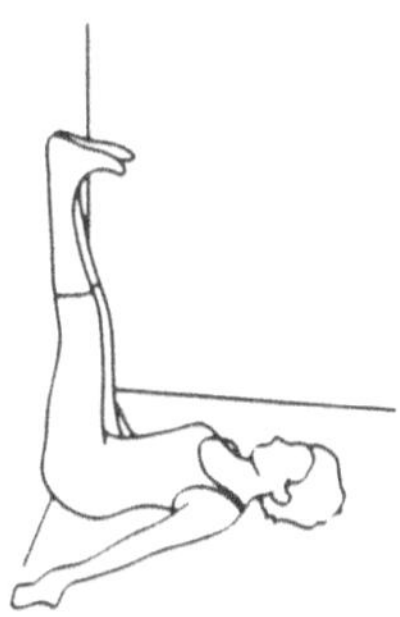

Fig. 96

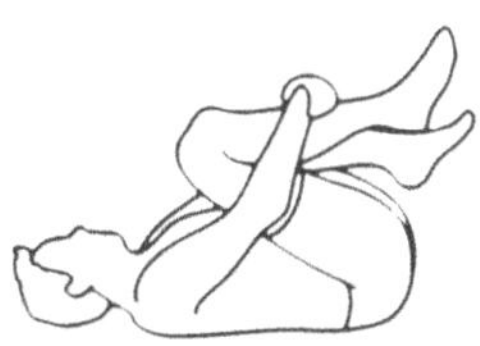

Fig. 97

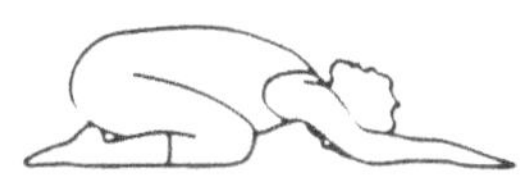

Fig. 98

Volte por alguns instantes para a posição enrolada (Fig. 97), *passando em seguida para a posição da folha* (Fig. 98).

Considerações posturais

Esta prática tem como finalidade fortalecer a musculatura flexora da coxa enquanto fortalece e harmoniza toda a musculatura das costas, ombros e pescoço. Ajuda a alinhar as vértebras lombares pela fixação do diafragma no momento da flexão.

Pode ser feita apenas uma vez, com prolongamento gradual do tempo de permanência, ou com repetições.

Considerações gerais

Os benefícios são os mesmos das variações anteriores.

Pessoas com tendência à formação de hérnias[6] abdominais devem fazer com cuidado os exercícios que requerem esforço. Caso você sinta dor em algum ponto do abdômen ao fazer flexões, fale com seu instrutor ou médico.

5) POSIÇÃO DA FOLHA / *YOGA MUDRA* (Variação – Fig. 99)

Idem 3ª Sequência (passo 2).

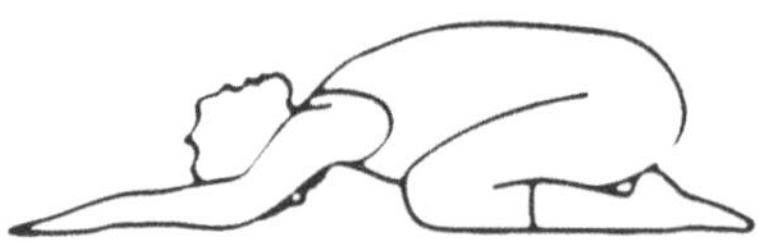

Fig. 99

6) POSIÇÃO DO POMBO DEITADO / *SUPTA KAPOTÁSANA* (Fig. 100)

Idem 3ª Sequência (passo 3).

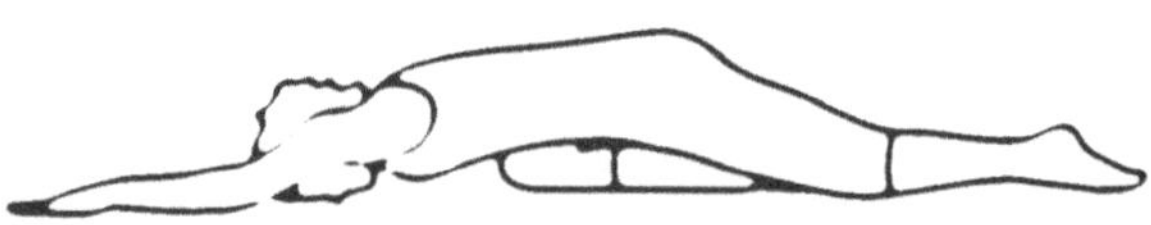

Fig. 100

Faça dos dois lados.

Ao sair da posição, volte a sentar-se sobre os calcanhares, preparando-se para fazer a flexão com a cabeça indo em direção ao joelho (Janu Shirshásana).

6. Hérnia: processo de expulsão de um órgão da cavidade que o contém.

7) POSIÇÃO DA CABEÇA EM DIREÇÃO AO JOELHO / *JANU SHIRSHÁSANA* (Fig. 101)

Sente-se no chão com as duas pernas estendidas para a frente. Em seguida, dobre a perna direita, colocando o pé na raiz da coxa esquerda. Mantenha a perna esquerda estendida, com os dedos do pé para cima, ou soltos.

Inspirando, erga os braços completamente, alongando bem o tronco. Com os braços estendidos, expirando, desça o tronco, flexionando-se a partir da articulação coxofemoral, levando a região lombar para a frente.

Desça os braços, pegando a barriga da perna, calcanhar, ou onde for possível alcançar, sem forçar demais. Aproxime o queixo do peito enquanto tenta encostar a testa no joelho.

Lembre-se de respirar.

Para desmanchar esta posição, inspirando, volte lentamente o tronco para a posição vertical enquanto ergue os braços. Em seguida, expirando, desça os braços.

Permaneça na posição de 15 a 30 segundos. Faça o mesmo ásana mudando a disposição das pernas.

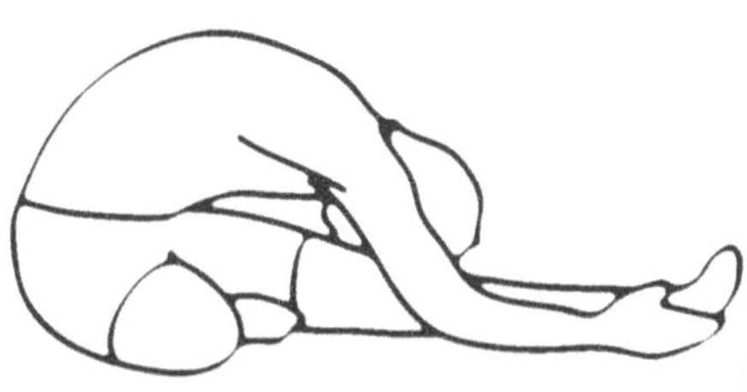

Fig. 101

Em seguida, deite-se no chão com os joelhos dobrados, preparando-se para a compensação na pontezinha.

Considerações posturais

Alongamentos em anteflexão feitos com uma das pernas dobradas estão entre os mais seguros para alongar a região lombar sem interferir na estabilidade das vértebras.

Esta posição é eficiente em casos de escoliose, especialmente quando a musculatura posterior de uma das coxas (ou mesmo da perna toda) é mais encurtada ou retraída do que a outra, o que gera uma escoliose por compensação.

Considerações gerais

Estimula a circulação do sangue ao longo da coluna vertebral, revitalizando o sistema nervoso. Favorece a circulação na região pélvica, revigorando os órgãos reprodutivos. Massageia o abdômen, contribuindo para a digestão e diminuindo a prisão de ventre.

8) POSIÇÃO DA PONTE / *SETU BANDHÁSANA* (Variação – Fig. 102)

Idem 2ª Sequência (passo 3).

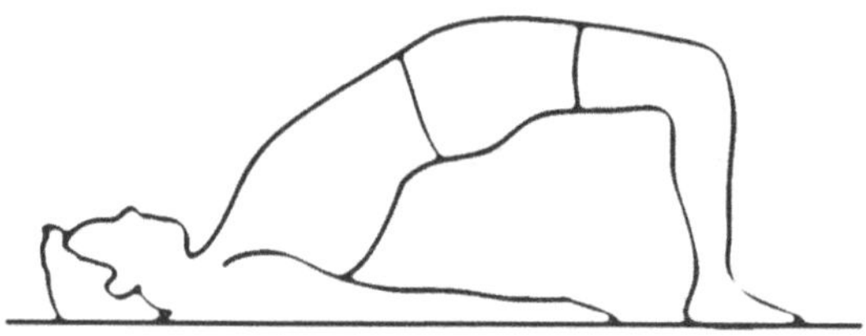

Fig. 102

9) POSIÇÃO DA MEIA-COBRA COM TORÇÃO / *ARDHA VAKRA BHUJANGÁSANA*

Fique de joelhos, levando em seguida a perna direita para a frente.

Levante o tronco e, mantendo os braços estendidos para baixo, faça a posição da meia-cobra (Fig. 103).

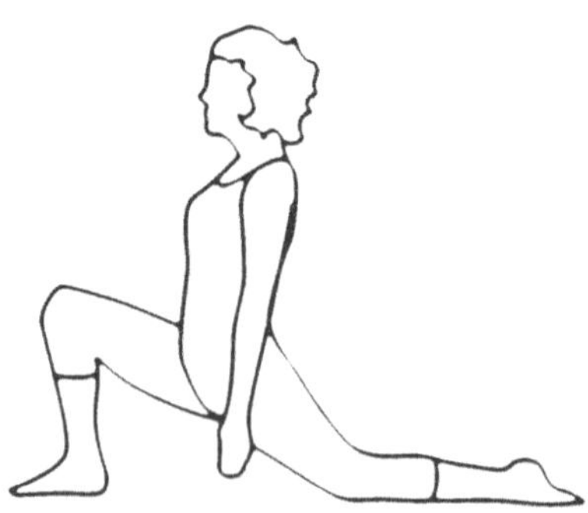

Fig. 103

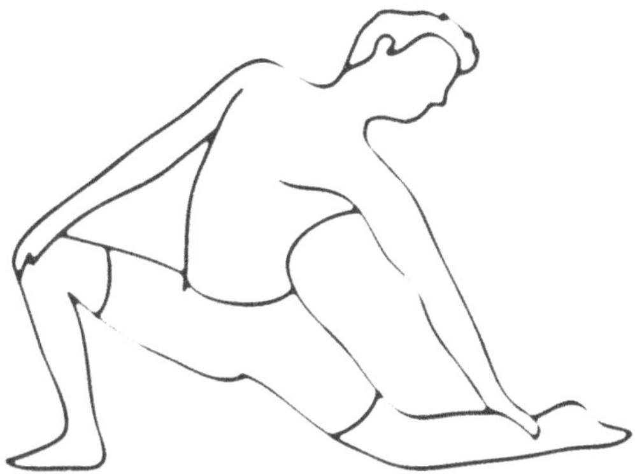

Fig. 104

Permaneça nessa posição por algum tempo, até sentir o alongamento da virilha e da coxa da perna de trás. Em seguida, vire o tronco para o lado esquerdo, olhando para o seu pé de trás, colocando a mão esquerda sobre a parte de trás da coxa, barriga da perna ou tornozelo (Fig. 104).

Sinta a torção agir sobre as regiões lombossacra, lombar, dorsal e cervical da coluna.

Coloque-se na posição diamantina, descanse um pouco e faça para o outro lado.

Considerações posturais

Além de proporcionar os mesmos benefícios da meia-cobra tradicional, esta variação da meia-cobra, por combinar a retroflexão da coluna com a torção, feita de maneira igual para os dois lados contribui decisivamente para melhorar o alinhamento e o encaixe das vértebras lombares.

Considerações gerais

Idem 1ª Sequência (passo 6).

10) POSIÇÃO DA PRANCHA / *CHATURANGA DANDÁSANA* (Fig. 105)
Idem 4ª Sequência (passo 5).

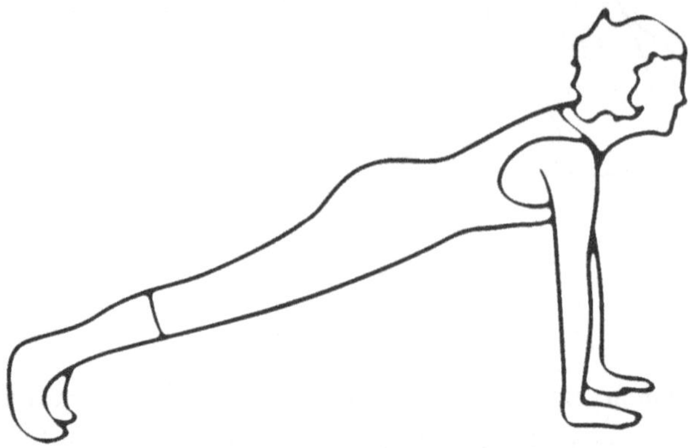

Fig. 105

11) RELAXAMENTO / *SHAVÁSANA* (Fig. 106)
Idem 1ª Sequência (passo 12).

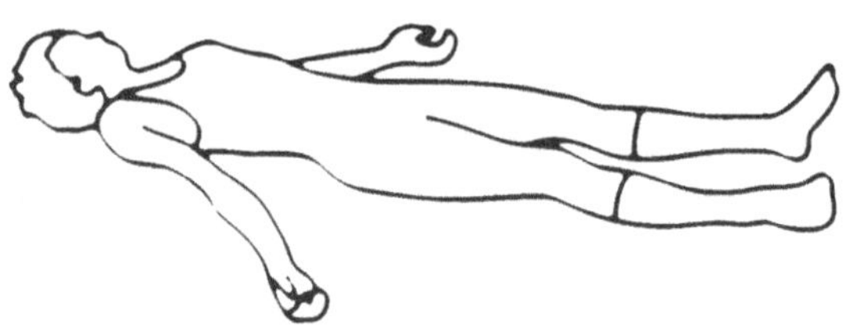

Fig. 106

QUINTA SEQUÊNCIA COMPLETA

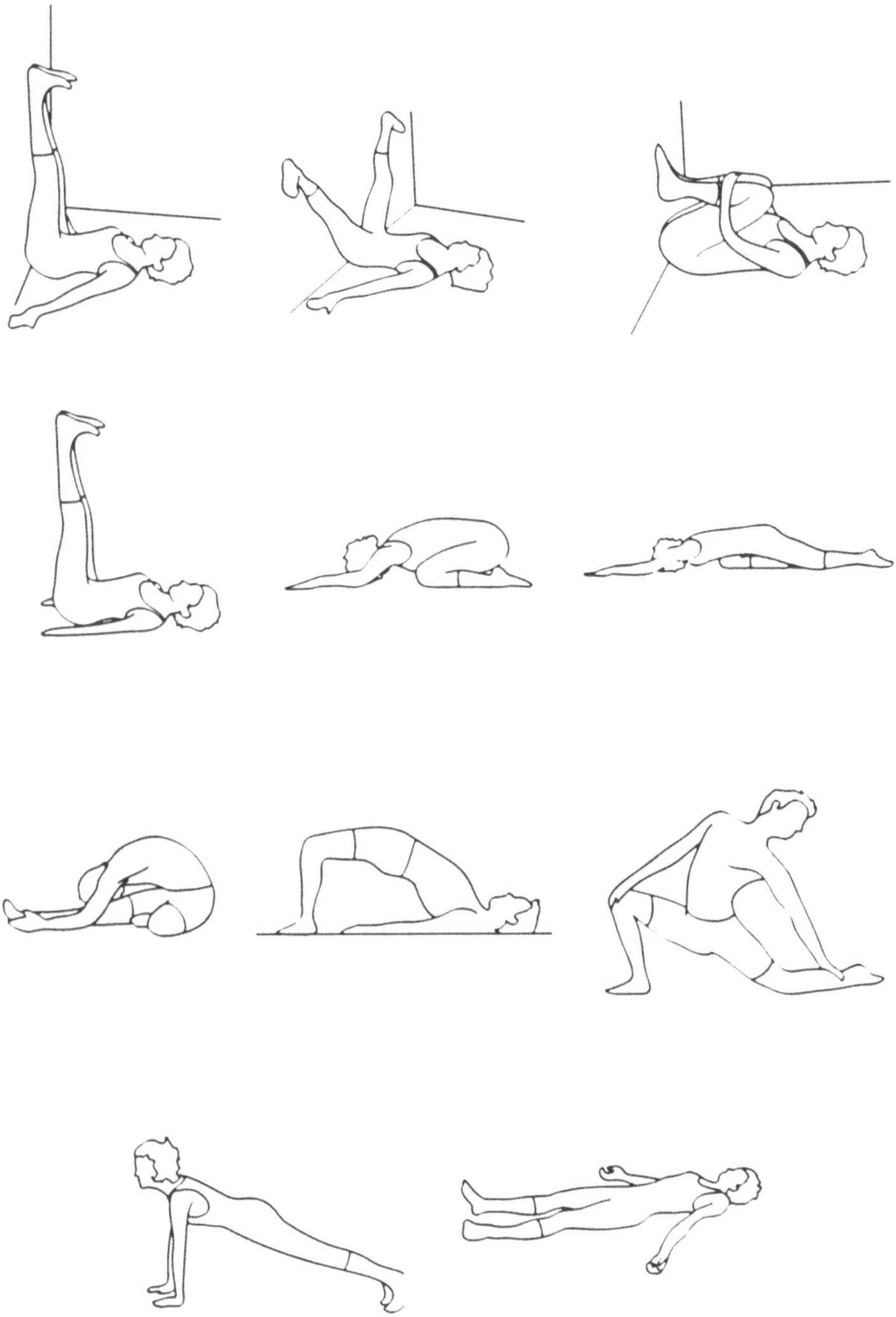

SEXTA SEQUÊNCIA POSTURAL

1) POSIÇÃO INVERTIDA DO CORPO / *VIPARITA KARANYÁSANA*
(Variação na parede – Fig. 107)
Idem 5ª Sequência (passo 1).

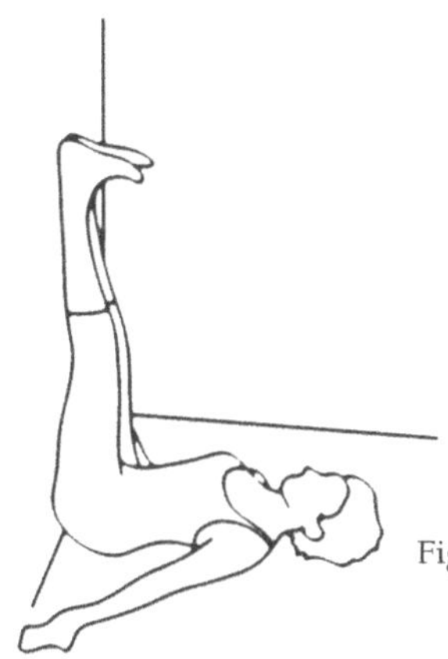

Fig. 107

2) POSIÇÃO INVERTIDA DO CORPO / *VIPARITA KARANYÁSANA*
(Variação na parede com as pernas separadas – Fig. 108)
Idem 5ª Sequência (passo 2).

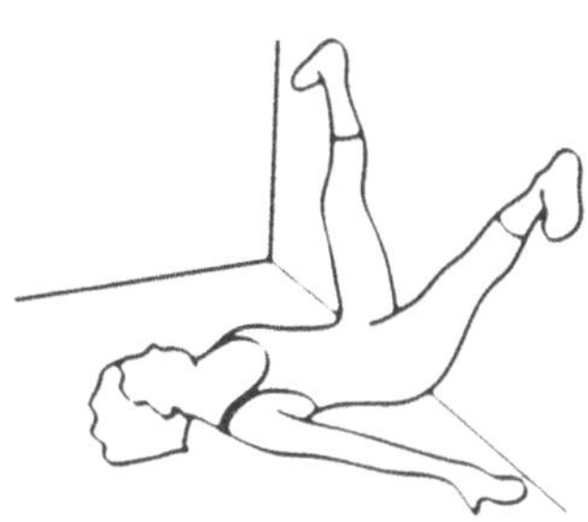

Fig. 108

3) POSIÇÃO ENROLADA / *DVI PADA PAVANA MUKTÁSANA* (Variação na parede – Fig. 109)

Idem 5ª Sequência (passo 3).

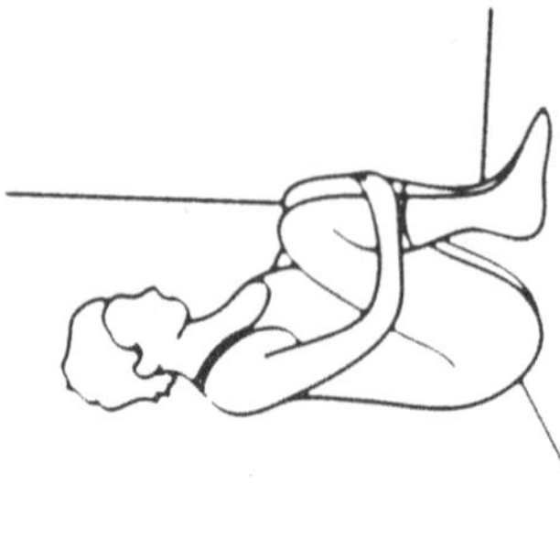

Fig. 109

4) POSIÇÃO INVERTIDA DO CORPO / *VIPARITA KARANYÁSANA* (Fig. 110)

Idem 5ª Sequência (passo 4).

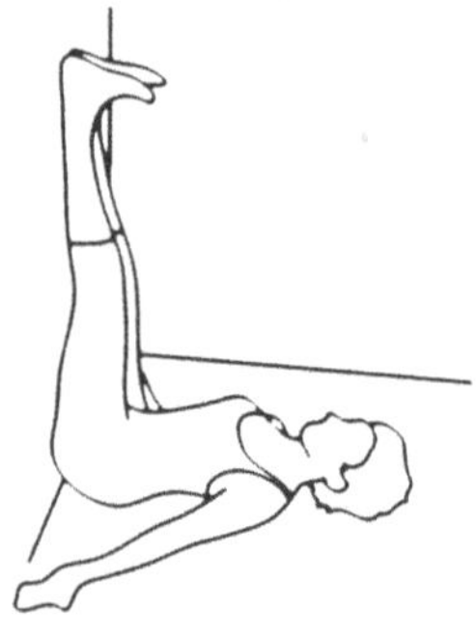

Fig. 110

5) POSIÇÃO DA FOLHA / *YOGA MUDRA* (Variação – Fig. 111)

Idem 3ª Sequência (passo 2).

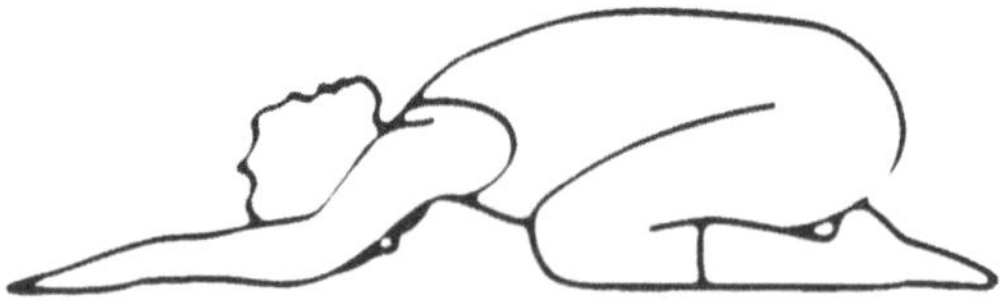

Fig. 111

6) POSIÇÃO DO POMBO DEITADO / *SUPTA KAPOTÁSANA*
(Variação – Fig. 112)

Idem 3ª Sequência (passo 3).

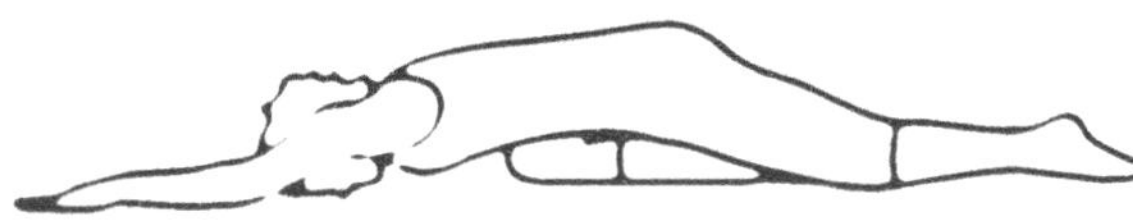

Fig. 112

7) POSIÇÃO DIAMANTINA / *VAJRÁSANA* (Variação – Figs. 113 e 114)

Coloque-se na posição diamantina. Em seguida, entrelace as mãos atrás das costas, estendendo os braços.

Leve a região lombar para a frente deixando-a reta e evitando que as últimas costelas projetem-se para fora formando uma ponta, enquanto leva os ombros para trás. Mantenha o pescoço e o rosto relaxados. Respire livremente.

Expirando, flexione-se até encostar a testa no chão se possível, erguendo bem os braços estendidos, com as mãos entrelaçadas.

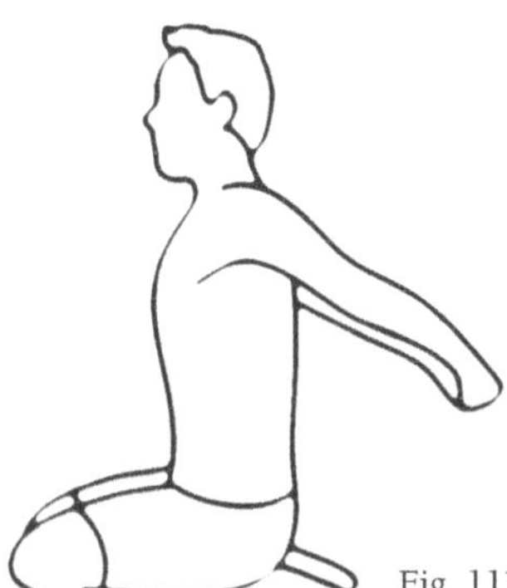

Fig. 113

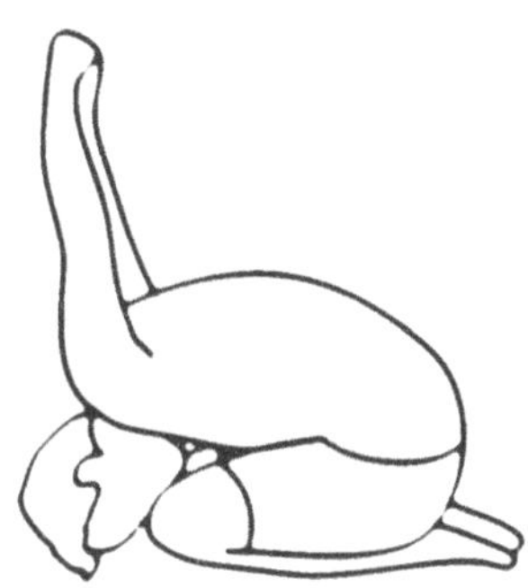

Fig. 114

Em seguida, volte para a posição sentada e depois fique em pé, preparando-se para fazer a posição da lua.

Considerações posturais

Esta posição diminui a tensão na parte ântero-superior dos ombros, o que ajuda a alinhá-los e fortalece os quadris e os tornozelos.

Considerações gerais

Estimula a circulação e tonifica o sistema nervoso. Ativa o fluxo de sangue ao longo da coluna, pescoço e cabeça. Massageia a região abdominal, contribuindo para a digestão e corrige a prisão de ventre.

8) POSIÇÃO DA LUA / *CHANDRÁSANA* (Fig. 115)

Coloque-se em pé com os pés encostados ou ligeiramente afastados. Entrelace as mãos à frente do corpo erguendo-as em seguida acima da cabeça com os cotovelos estendidos e as palmas das mãos para cima, enquanto inspira.

Expirando, incline-se para o seu lado esquerdo. Não encolha os ombros e o pescoço. Não jogue os quadris para a frente.

Lembre-se de respirar. Fique nesta posição de 15 a 60 segundos. Inspirando, volte à posição ereta.

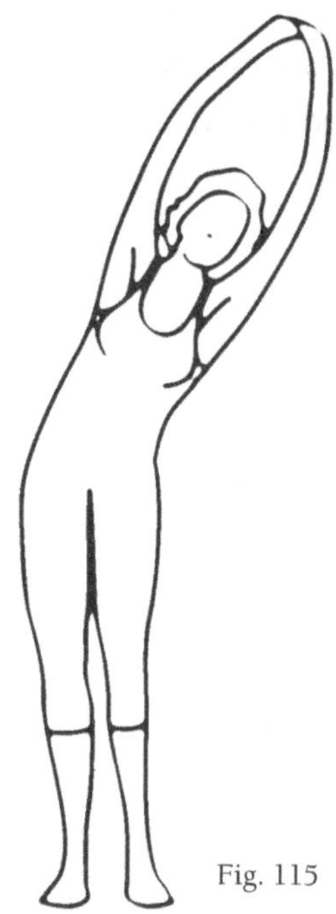

Fig. 115

Faça o mesmo do outro lado.

Considerações posturais

Esta posição melhora a postura, especialmente na região dorsal, e torna a coluna mais flexível. Favorece o encaixe das costelas com o esterno e alonga a musculatura intercostal.

Considerações gerais

Melhora a circulação. Contribui para afinar a cintura. Tonifica e fortalece os músculos dos braços, ombros, tórax, abdômen, quadris e pernas.

9) TORÇÃO CERVICAL (Figs. 116 e 117)

Fique na posição em pé ou sentada, com os braços ao longo do corpo. Procure manter os ombros relaxados.

Vire o pescoço, olhando para o seu lado direito. Permaneça na posição por cerca de três segundos, alongando o pescoço de maneira suave, mas firme.

Faça o mesmo, virando para o seu lado esquerdo. Faça três vezes para cada lado.

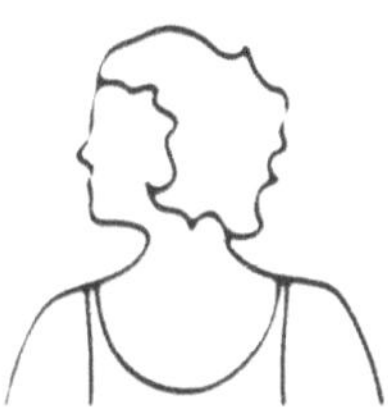

Fig. 116

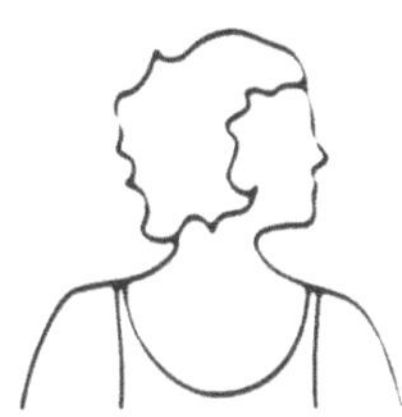

Fig. 117

Faça uma quarta vez, permanecendo na posição de 15 a 30 segundos de cada lado.

10) FLEXÃO LATERAL DO PESCOÇO (Figs. 118 e 119)

Fique na posição em pé ou sentada, com os braços ao longo do corpo. Procure manter os ombros relaxados.

Olhando para a frente, desça a cabeça lateralmente, em direção ao ombro direito. Permaneça na posição por cerca de 3 segundos, alongando o pescoço de maneira firme, mas suave.

Faça o mesmo do lado esquerdo. Faça três vezes para cada lado.

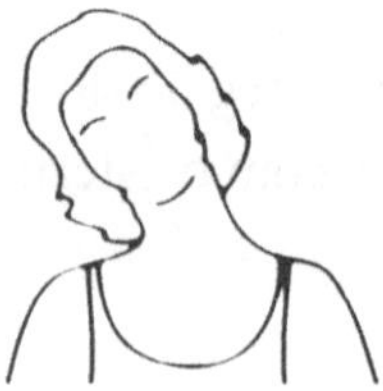

Fig. 118

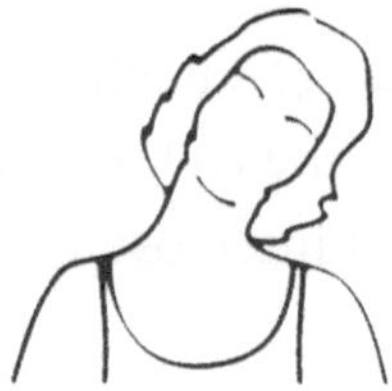

Fig. 119

Faça uma quarta vez, permanecendo na posição de 15 a 30 segundos de cada lado.

11) ALONGAMENTO DA NUCA (Fig. 120)

Coloque-se na posição em pé ou sentada, com os braços ao longo do corpo. Procure manter os ombros relaxados.

Desça a cabeça para a frente, levando o queixo em direção ao peito. Permaneça na posição por cerca de 3 segundos, alongando o pescoço de maneira firme, mas suave.

Volte desenrolando o pescoço, isto é, subindo a cabeça até a posição normal, enquanto tenta manter o queixo encostado no peito, sentindo o alongamento da nuca.

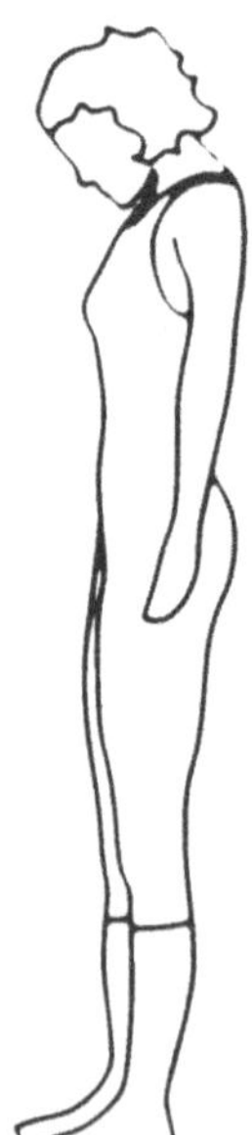

Fig. 120

Antes de passar para a próxima prática, lenta e suavemente gire a cabeça 360º algumas vezes no sentido horário e depois no sentido anti-horário.

Considerações posturais 9–10–11

Essas três práticas ajudam a alinhar as vértebras cervicais e aumentam a consciência corporal na região do pescoço, aos poucos tornando evidentes eventuais diferenças entre um lado e outro.

Considerações gerais 9–10–11

Estimulam a irrigação do cérebro e do pescoço, ajudando a melhorar problemas auditivos, de equilíbrio e da visão. Também revitalizam todas as estruturas que compõem o pescoço, como músculos, ligamentos, articulações, ramos nervosos e a circulação do sangue e da linfa.

12) PRESSIONANDO A TESTA COM AS MÃOS (Fig. 121)

Coloque uma mão sobre a outra. Com as mãos na testa, pressione a cabeça para trás enquanto, com a cabeça, você pressiona as mãos para a frente. A cabeça não deve ir nem para trás, nem para a frente; deve haver um equilíbrio de forças, com contração acentuada da musculatura da nuca.

Permaneça nesta posição cerca de 3 segundos, desça os braços e relaxe por outros 3 segundos. Faça o exercício três vezes.

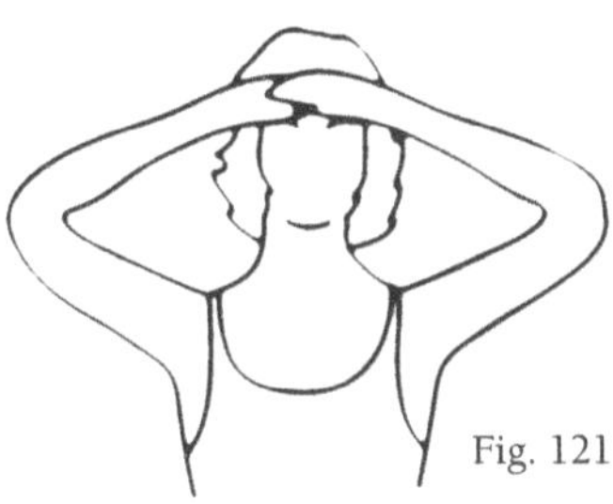

Fig. 121

Passe então para a próxima prática.

13) PRESSIONANDO A CABEÇA COM AS MÃOS (Fig. 122)

Coloque uma mão sobre a outra. Com as mãos logo acima da nuca, tente levar a cabeça para trás enquanto com as mãos pressiona a cabeça para a frente. A cabeça não deve ir nem para trás, nem para a frente; deve haver um equilíbrio de forças, com contração acentuada da musculatura da nuca.

Permaneça nesta posição cerca de 3 segundos, desça os braços e relaxe por outros 3 segundos. Faça o exercício três vezes.

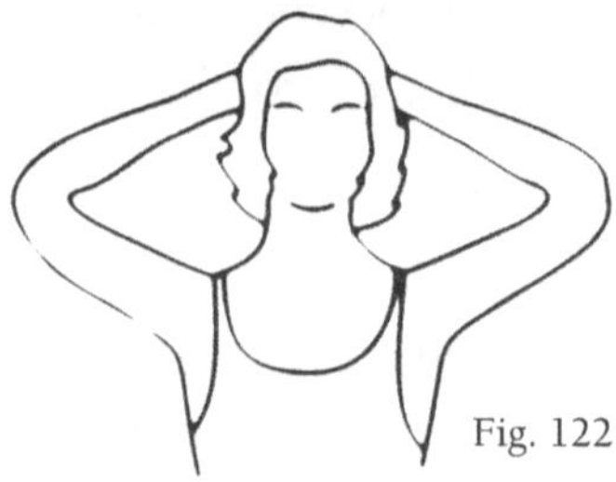

Fig. 122

Passe para a próxima prática.

14) PRESSIONANDO A CABEÇA PARA O LADO (Figs. 123 e 124)

Na posição em pé, ou sentada, com a mão direita você pressiona o lado direito da cabeça. A cabeça não deve ir para nenhum lado.

Da mesma forma que nos exercícios anteriores, deve haver um equilíbrio de forças, com contração acentuada da musculatura da nuca.

Permaneça fazendo cada contração cerca de 3 segundos, desça os braços e relaxe por mais 3 segundos. Faça o exercício três vezes. Depois faça para o lado esquerdo.

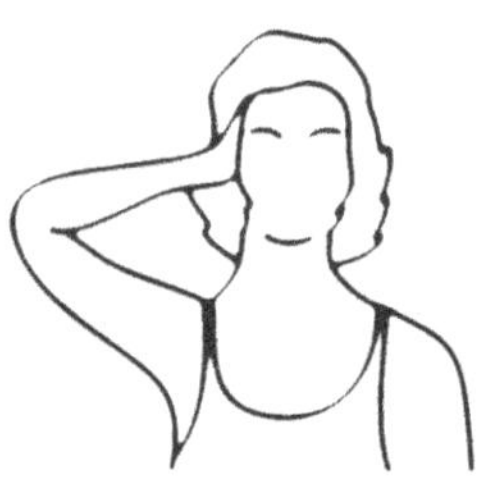

Fig. 123

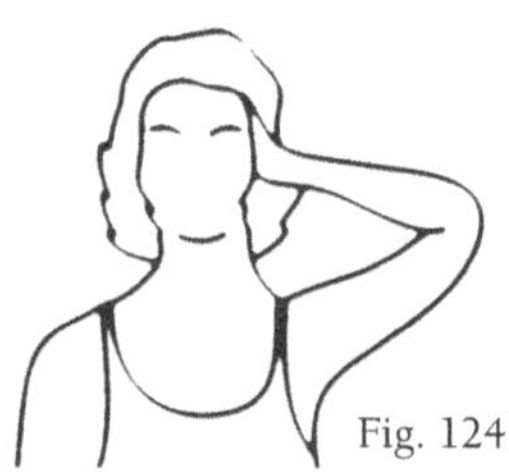

Fig. 124

Antes de passar para a próxima prática, lenta e suavemente gire a cabeça 360° algumas vezes no sentido horário e depois no anti-horário.

Considerações posturais 12–13–14

Estas três práticas ajudam a melhorar o tônus da musculatura do pescoço e o alinhamento das vértebras cervicais.

Considerações gerais

Assim como as três anteriores, embora de maneira diferente, estimulam a irrigação do cérebro e do pescoço, ajudando a melhorar problemas auditivos, de equilíbrio e da visão.

Também revitalizam todas as estruturas que compõem o pescoço, como músculos, ligamentos, articulações, ramos nervosos e a circulação do sangue e da linfa.

15) GIRANDO OS OMBROS (Fig. 125)

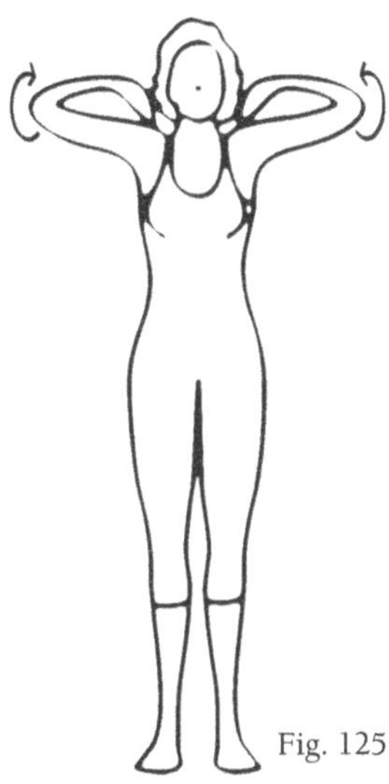

Fig. 125

Para soltar um pouco a musculatura dos ombros, coloque as mãos sobre os ombros e gire os ombros algumas vezes 360°, primeiro para trás, depois para a frente.

16) POSIÇÃO DO GANCHO / *GOMUKHÁSANA* (Fig. 126)

Sente-se sobre os calcanhares com o peito dos pés para baixo. Coloque a sua mão esquerda atrás das costas. Dobre o cotovelo, colocando o dorso da mão sobre a escápula direita.

Passe a mão direita por cima do ombro, agarrando em gancho os dedos da mão esquerda.

Mantenha uma postura ereta. Respire livremente. Permaneça na posição de 15 a 60 segundos.

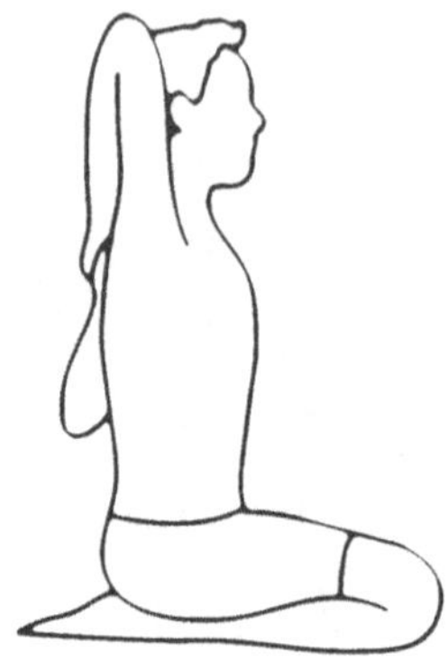

Fig. 126

Depois, faça o mesmo do outro lado.

Considerações posturais

Esta posição ajuda a diminuir tensões nos ombros, fortalece a musculatura dos braços, mãos, ombros e costas, e previne ou cura bursite de ombro.

17) POSIÇÃO DA PRANCHA / *CHATURANGA DANDÁSANA* (Fig. 127)

Idem 4ª Sequência (passo 5).

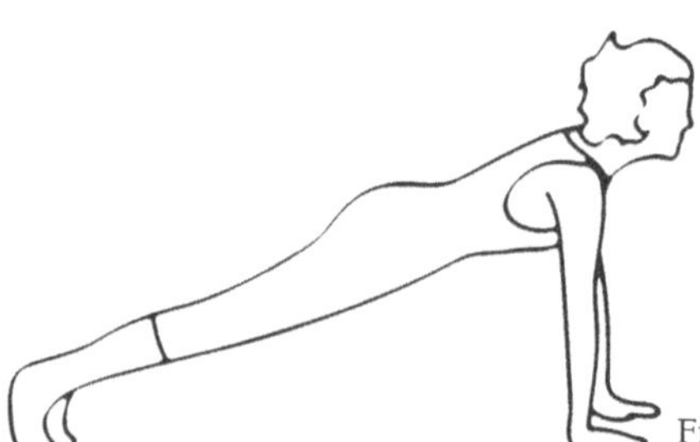

Fig. 127

18) RELAXAMENTO / *SHAVÁSANA* (Fig. 128)

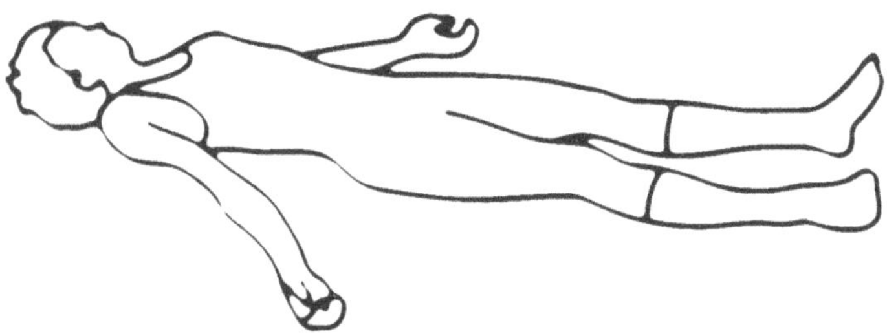

Fig. 128

Idem 1ª Sequência (passo 12).

SEXTA SEQUÊNCIA COMPLETA

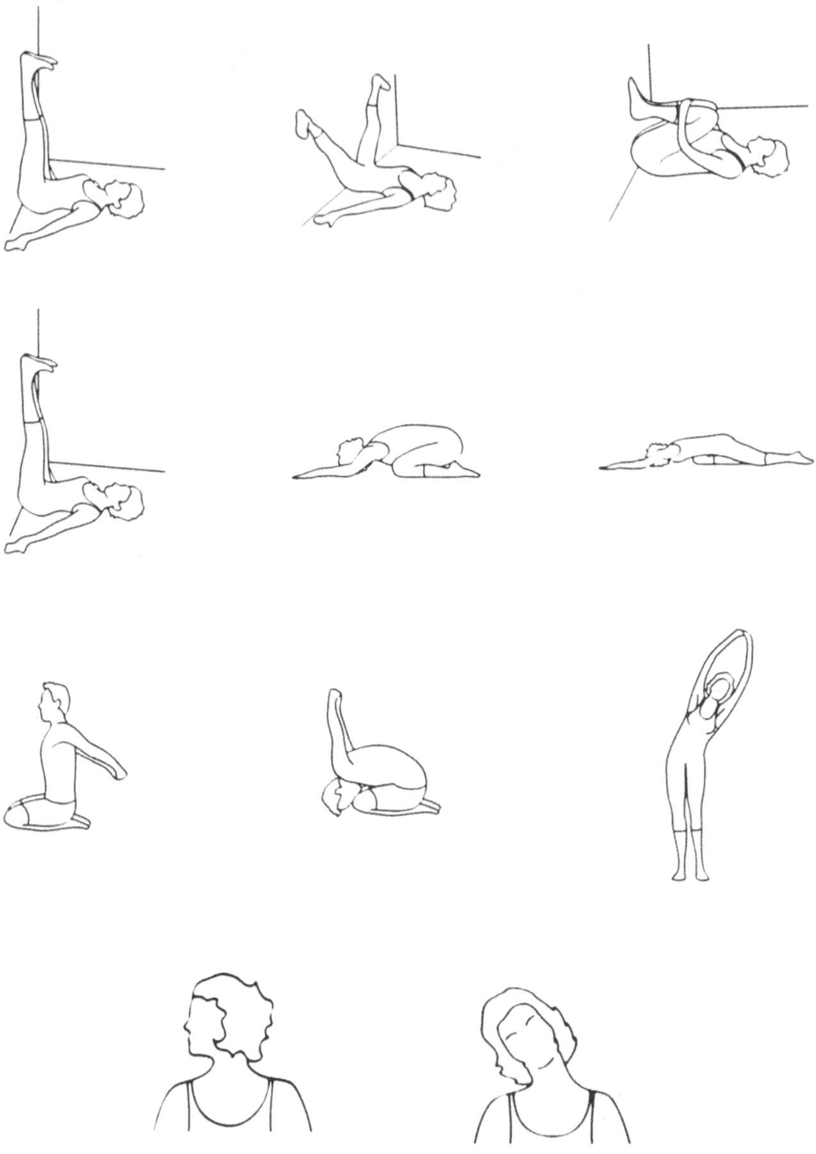

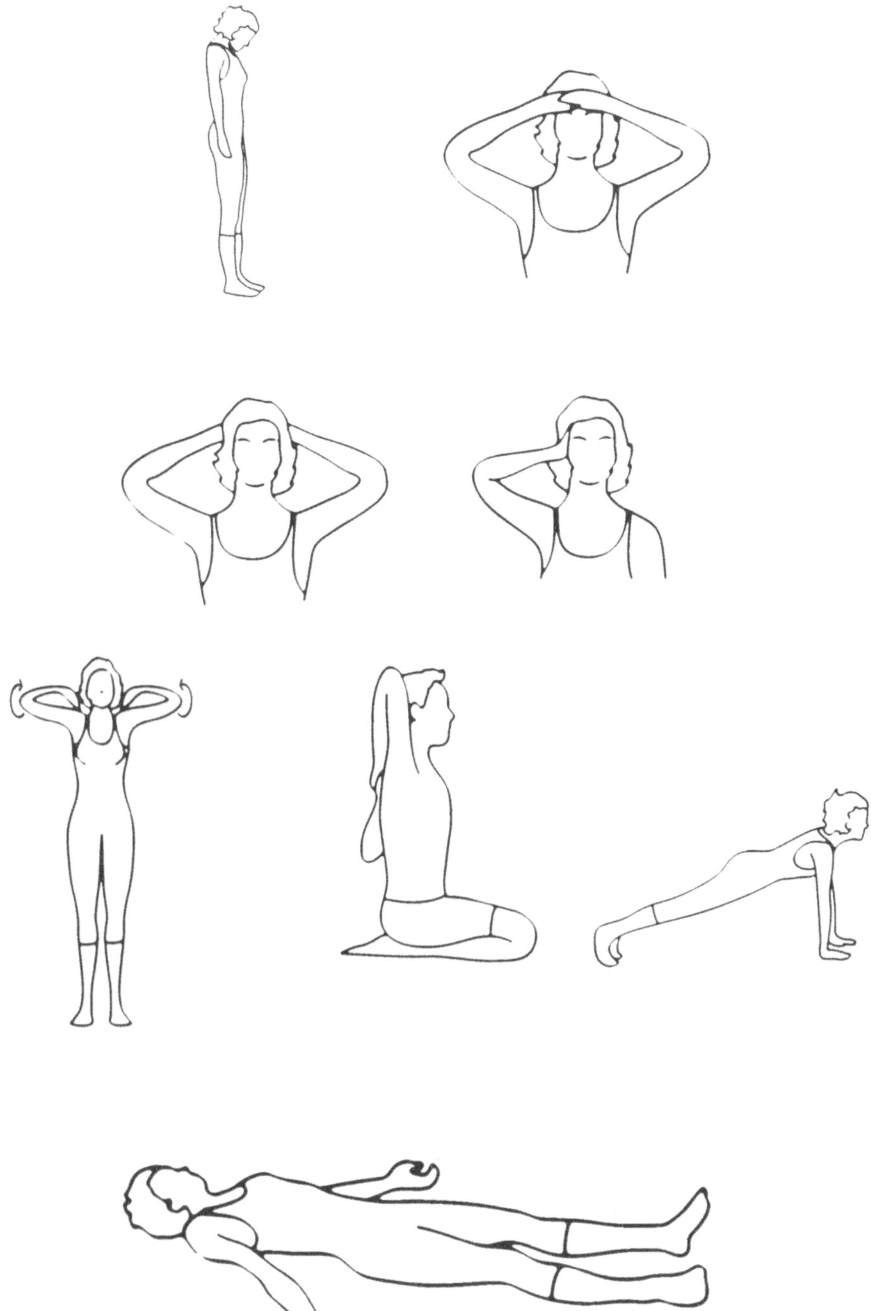

SÉTIMA SEQUÊNCIA POSTURAL

1) POSIÇÃO DAS MÃOS PARA O ALTO / *URDHVA HASTÁSANA* (Fig. 129).

Coloque-se em pé, com os braços ao longo do corpo. Em seguida, inspirando, erga os braços completamente estendidos acima da cabeça, enquanto fica na ponta dos pés.

Procure não aumentar a curvatura da região lombar quando elevar os braços.

Permaneça na posição de 15 a 60 segundos, se possível. Para desmanchar, desça os pés e os braços lentamente ao mesmo tempo, enquanto expira.

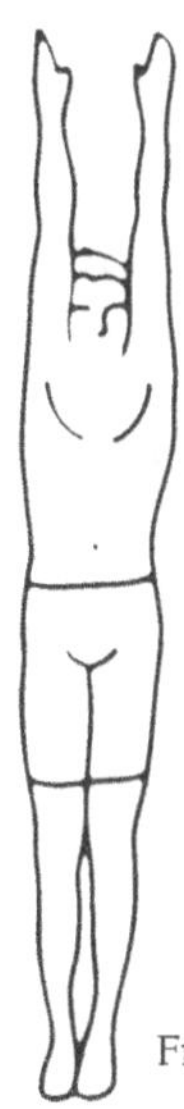

Fig. 129

Por alguns instantes, mantenha-se observando a sua respiração, antes de fazer a próxima posição.

Considerações posturais

Esta posição fortalece os membros inferiores, enquanto contribui para o equilíbrio e melhora a consciência corporal.

Considerações gerais

Favorece o autocontrole.

2) POSIÇÃO DO REI DOS DANÇARINOS / *NATARAJÁSANA* (Var. – Fig. 130)

A partir da posição em pé, dobre o joelho direito, levando o pé para trás. Em seguida, com a mão esquerda, agarre a ponta do pé direito. Mantenha o joelho direito, que está dobrado, alinhado com a perna de apoio e depois tente levá-lo para trás e para cima.

Eleve o braço direito até a posição horizontal. Fixe com o olhar um ponto à sua frente, para não perder o equilíbrio. Permaneça na posição de 15 a 60 segundos.

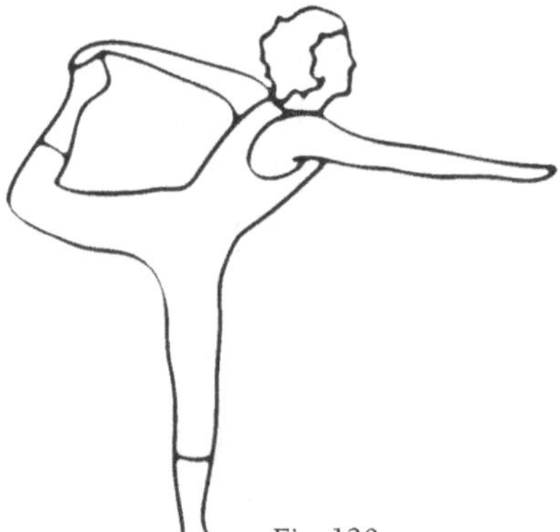

Fig. 130

Faça o mesmo com a outra perna.

Considerações posturais

O principal benefício postural desta posição é melhorar o equilíbrio e a estabilidade das articulações dos pés, joelhos e quadris. Ao exigir equilíbrio para manter-se nela, melhora a consciência corporal, a agilidade e os reflexos. Ao mesmo tempo, são fortalecidos os músculos de todo o membro inferior: pé, perna, coxa e quadril.

É uma posição especialmente recomendável para pessoas na terceira idade fisicamente fragilizadas, porque melhora a agilidade, os reflexos e diminui muito o risco de quedas. Pessoas idosas podem fazê-la em versões simplificadas.

Considerações gerais

As diversas variações das posições de equilíbrio em uma única perna melhoram o autocontrole e a concentração. São práticas que facilitam o distanciamento emocional de pressões e problemas, e ajudam a nos mantermos focados.

3) POSIÇÃO DA FOLHA / *YOGA MUDRA* (Variação – Fig. 131)

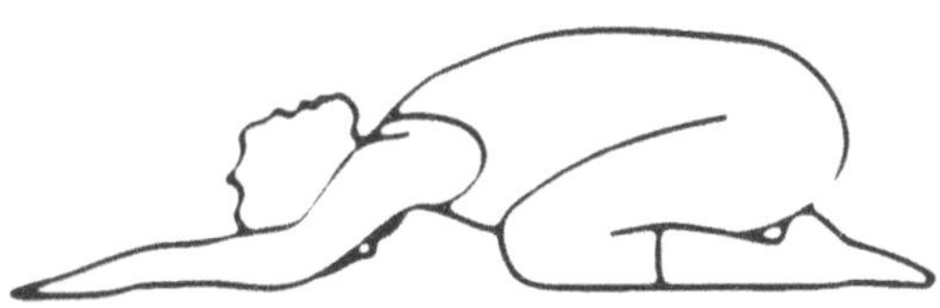
Fig. 131

Idem 3ª Sequência (passo 2).

4) POSIÇÃO DO POMBO DEITADO / *SUPTA KAPOTÁSANA* (Fig. 132)

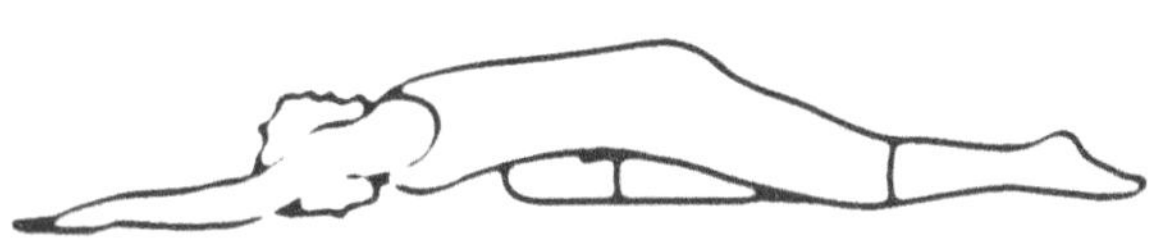
Fig. 132

Idem 3ª Sequência (passo 3).

5) POSIÇÃO DO ARCO / *DHANURÁSANA* (Variação – Fig. 133)

Fique de bruços. Dobre a perna direita. Inspirando, erga o tronco, agarrando o pé com a mão esquerda. Sem forçar, mantenha o braço direito estendido à frente do corpo. A perna esquerda permanece reta, com o peito do pé virado para baixo.

Durante o tempo de permanência na posição, respire livremente.

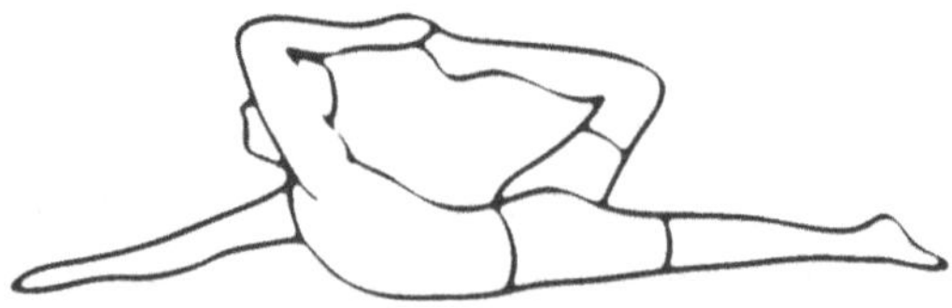

Fig. 133

Faça depois dobrando a perna esquerda e prepare-se para a variação seguinte.

Considerações posturais

Esta posição favorece o alinhamento e encaixe das vértebras lombares e dorsais. A musculatura da coxa, quando encurtada, inclina a cintura pélvica para a frente, podendo causar dores lombares. É uma posição que contribui para alongar toda a musculatura anterior do corpo.

Considerações gerais

Também massageia os músculos do estômago e vísceras, estimulando e tonificando toda a região abdominal. Contribui para regular o funcionamento das glândulas e tonifica a região pélvica.

6) POSIÇÃO DO ARCO / *DHANURÁSANA* (Variação – Fig. 134)

Fique na posição de quatro, sobre as mãos e os joelhos. Em seguida, estenda o braço direito e a perna esquerda.

Inspirando, dobre a perna esquerda, enquanto agarra o pé, ou tornozelo, com a mão direita.

Olhe para a frente, procurando descer a região lombar, arqueando-a para baixo.

Respire livremente. Fique na posição de 15 a 30 segundos.

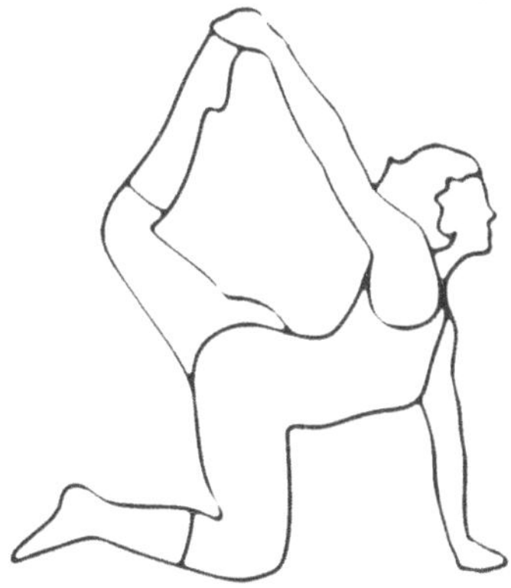

Fig. 134

Faça do outro lado. Em seguida, coloque-se na posição diamantina.

Considerações posturais

Assim como na anterior, esta posição ajuda no alinhamento e encaixe das vértebras lombares e dorsais, enquanto alonga especialmente a musculatura da coxa. Contribui para alongar toda a musculatura anterior do corpo e também melhora o equilíbrio.

Não trave o cotovelo de apoio. Gire o punho de apoio ligeiramente para dentro, o que alivia um pouco a pressão sobre essa articulação. Caso sinta dor no punho ou cotovelo, interrompa e reavalie a sua prática.

Considerações gerais

Esta posição, assim como todas as variações da posição do arco, massageia os músculos do estômago e vísceras, estimulando e tonificando a região abdominal. Contribui para regular o funcionamento das glândulas e tonifica a região pélvica.

7) POSIÇÃO DA PRANCHA / *CHATURANGA DANDÁSANA* (Fig. 135)

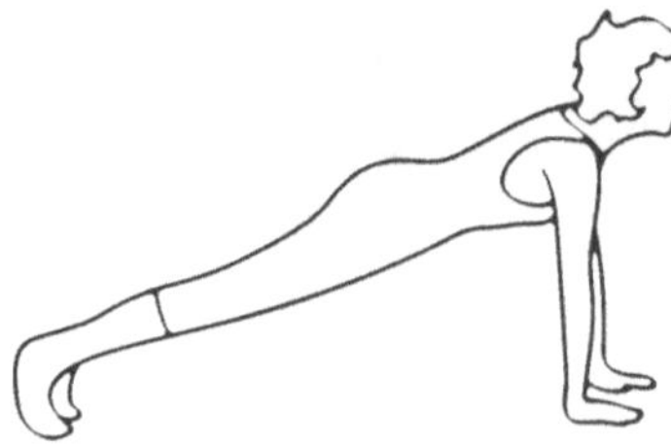

Fig. 135

Idem 4ª Sequência (passo 5).

8) POSIÇÃO DO ÍNDIO (OU CAIPIRA) AGACHADO / *UTKÁSANA* (Variação – Fig. 137)

A partir da posição diamantina (Fig. 136), vire a ponta dos pés e então se agache, mas sem encostar os calcanhares no chão.

Apoiando as mãos no chão, à frente dos pés, olhe para a frente, sem encolher o pescoço. Sinta a tração sobre o tendão calcâneo ou de Aquiles. Respire livremente.

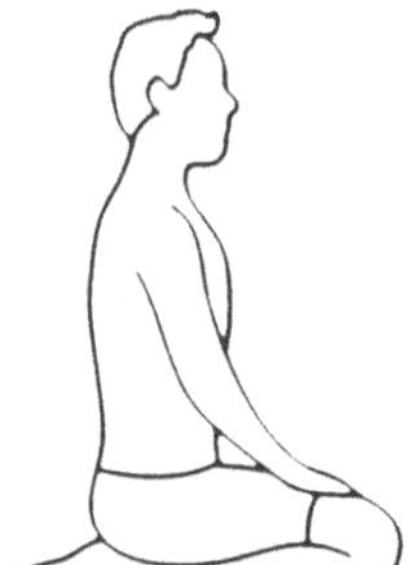

Fig. 136

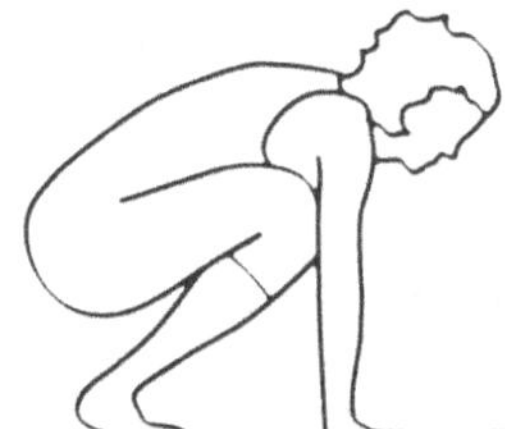

Fig. 137

Fique na posição de 15 a 60 segundos. Em seguida, complete a posição.

Considerações posturais

A maioria das pessoas apresenta os músculos da barriga da perna encurtados. Esta posição serve como alongamento, para que o praticante com encurtamento consiga gradualmente aproximar os calcanhares do chão. Também alonga a região lombar.

Considerações gerais

Massageia toda a região abdominal.

9) POSIÇÃO DO ÍNDIO (OU CAIPIRA) AGACHADO / *UTKÁSANA* (Fig. 138)

Para completar a posição, tire as mãos do chão enquanto desce os calcanhares até encostá-los no chão, se possível. Olhe à sua frente, abraçando os joelhos com as mãos.

Permaneça na posição de 15 a 60 segundos.

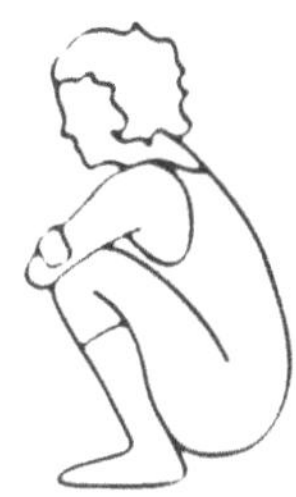

Fig. 138

Em seguida, deite-se no chão, preparando-se para fazer a pontezinha.

Considerações posturais

É comum o encurtamento da barriga da perna estar associado à fraqueza da musculatura flexora do dorso do pé. Esta posição fortalece a musculatura flexora do pé (flexão para cima), enquanto alonga a região lombar.

Considerações gerais

Nesta posição, são massageados os órgãos abdominais. Ela também tonifica o sistema nervoso, a circulação da região pélvica e age sobre a prisão de ventre. É utilizada também para equilibrar a energia sexual.

10) POSIÇÃO DA PONTEZINHA / *SETU BANDHÁSANA* (Fig. 139)

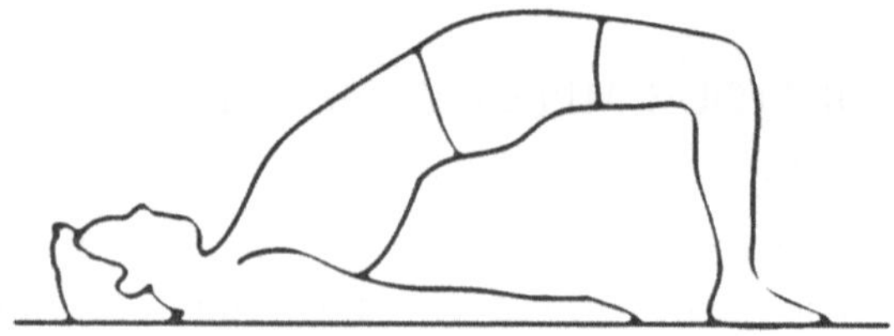

Fig. 139

Idem 2ª Sequência (passo 3).

Em seguida, deite-se no chão com os joelhos dobrados, preparando-se para fazer a posição do barco.

11) POSIÇÃO DO BARCO / *NAVÁSANA* (Fig. 140)

A partir da posição deitada no chão, com as pernas dobradas, sem abaixá-las, estenda os joelhos, ao mesmo tempo que ergue o tronco e leva os braços estendidos para a frente.

Lembre-se de respirar durante o tempo que permanecer na posição. Permaneça de 15 a 60 segundos.

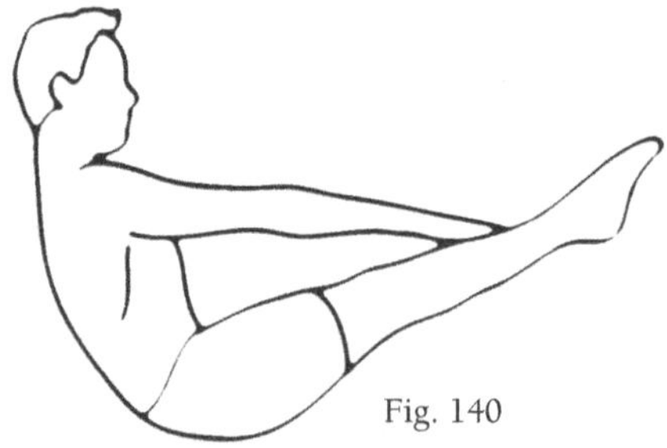

Fig. 140

Em seguida, deite-se e descanse um pouco.

12) POSIÇÃO DO DEDÃO DO PÉ / *PADANGUSTHÁSANA*

(Variação – Fig. 141)

Deite-se no chão, dobrando os joelhos. Mantendo os braços estendidos ao longo do corpo, sem descer a perna, a partir da posição dobrada, estenda o joelho da perna direita.

Termine de erguer a perna, indo até o seu limite, sem erguer os quadris, mantendo a região lombar encostada no chão, olhando para cima, sem encolher a nuca e sem desencostar a cabeça do chão. Ajude com as mãos.

Quando chegar ao limite de extensão da perna, vire o pé em 90°, sentindo o alongamento posterior. Permaneça na posição de 15 a 60 segundos.

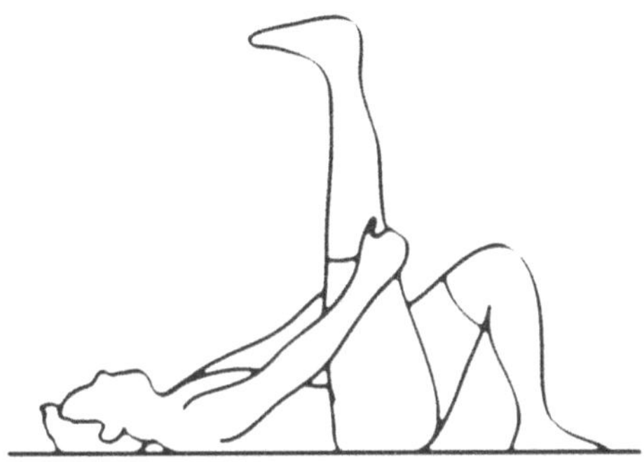

Fig. 141

Desça a perna lentamente até a posição inicial com os joelhos dobrados, fazendo o mesmo do outro lado.

Considerações posturais

Esta posição alonga toda a perna na parte de trás, sendo por isso benéfica em lombalgias. Ajuda a alinhar a coluna e harmonizar a musculatura das costas, sendo benéfica em casos de escoliose dorsal e cervical.

Fortalece a musculatura flexora das pernas e dos pés.

Considerações gerais

Tonifica o sistema nervoso.

13) POSIÇÃO DA EXTENSÃO POSTERIOR / *MARICHYÁSANA*
(Variação – Fig. 142)

Sente-se no chão com as pernas estendidas à frente do corpo. Em seguida, dobre a perna direita, mantendo a perna esquerda bem estendida, com o pé em ângulo de 90° e os dedos para cima ou livres.

Inspirando, erga os braços, estendendo-os completamente acima da cabeça. Em seguida, expirando, desça o tronco, a partir da articulação dos quadris, e tente agarrar o tornozelo. Se não der, agarre a perna onde for possível.

Para desmanchar, erga a cabeça e o peito, enquanto inspira e ergue os braços estendidos acima da cabeça. Expirando, desça os braços e faça o mesmo do outro lado.

Durante o tempo de permanência na posição, focalize a sua atenção ao longo da coluna vertebral e na respiração.

Fique na posição de 15 a 60 segundos.

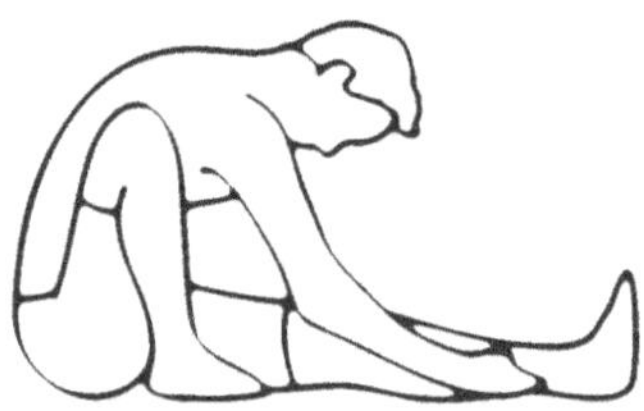

Fig. 142

Em seguida, passe para a posição diamantina, preparando-se para fazer a posição da cobra com torção.

Considerações posturais

Alongamentos em anteflexão, feitos com uma das pernas dobrada, estão entre os mais seguros para alongar a região lombar sem desestabilizar as vértebras. Esta posição é eficiente em casos de escoliose dorsal, especialmente quando a musculatura posterior de uma das coxas (ou mesmo a perna toda) é mais encurtada que a outra, o que gera uma escoliose por compensação.

Considerações gerais

Estimula a circulação do sangue pela coluna vertebral, revigorando o sistema nervoso. Massageia o abdômen, contribuindo para a digestão e diminuindo a prisão de ventre.

14) POSIÇÃO DA MEIA-COBRA COM TORÇÃO / *ARDHA VAKRA BHUJANGÁSANA* (Variação – Fig. 143)
Idem 5ª Sequência (passo 9).

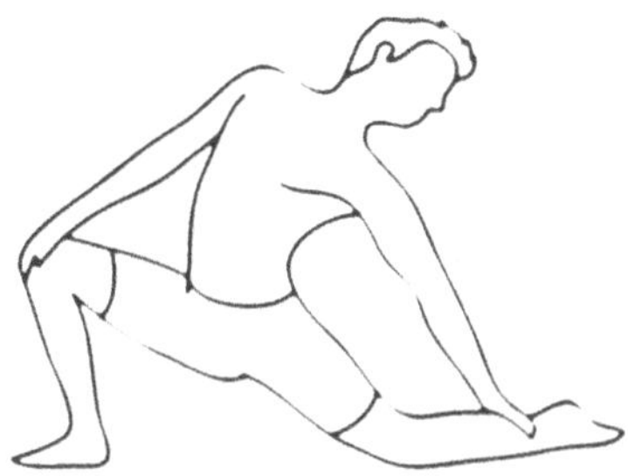
Fig. 143

Em seguida, volte para a posição diamantina, preparando-se para fazer a posição do cachorro.

15) POSIÇÃO DO CACHORRO INVERTIDO / *ADHO MUKHA SHVANÁSANA* (Fig. 144)
Idem 1ª Sequência (passo 6).

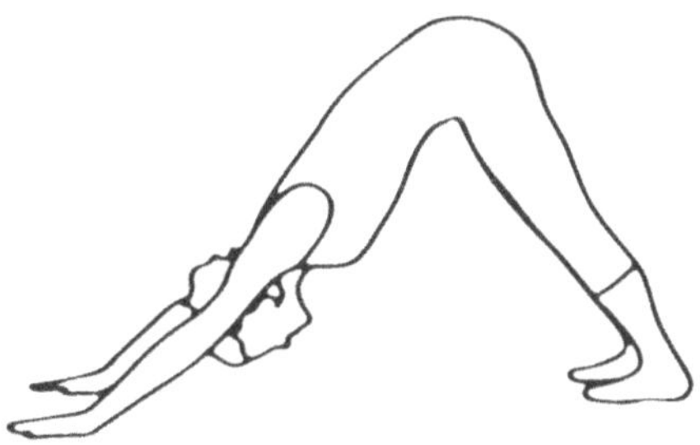
Fig. 144

Em seguida, sente-se preparando-se para o alongamento da coxa.

16) POSIÇÃO DA CABEÇA NO JOELHO / *TRYANG MUKHAIKAPADA*
(Variação – Fig. 145)

Fique na posição diamantina. Estenda uma das pernas enquanto senta no chão, mantendo o calcanhar da perna dobrada encostado no lado da coxa, com o peito do pé virado para baixo. Em seguida, expirando, flexione-se para a frente tentando aproximar a cabeça do joelho, segurando a barriga da perna, tornozelo ou pé, com ambas as mãos.

Permaneça na posição de 15 a 60 segundos. Depois, faça o mesmo do outro lado.

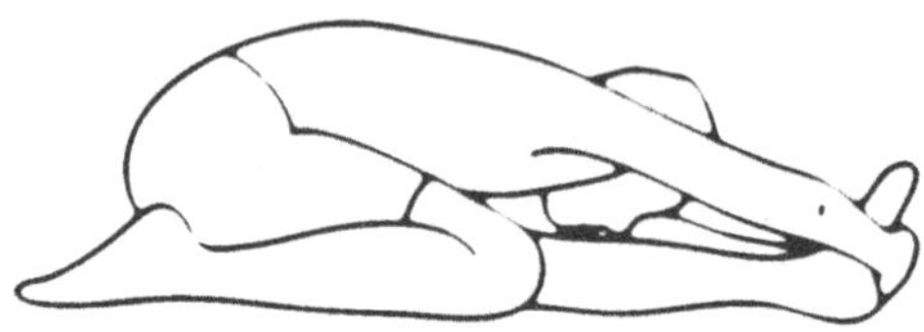

Fig. 145

Estenda as duas pernas e deite-se para o relaxamento final.

Considerações posturais

A musculatura anterior da coxa encurtada puxa os quadris para a frente, prejudicando os movimentos e causando pressão nos discos intervertebrais lombares. Esta posição alonga a parte anterior da coxa, a musculatura flexora dos pés e a parte de trás das pernas, contribuindo para o encaixe da região lombossacra.

Considerações gerais

É estimulada a circulação do sangue ao longo da coluna vertebral e o sistema nervoso é tonificado. Também a região pélvica recebe um fluxo extra de sangue. Revitaliza os órgãos reprodutores e estimula a sexualidade. Melhora a digestão e diminui a prisão de ventre.

17) RELAXAMENTO / *SHAVÁSANA* (Fig. 146)

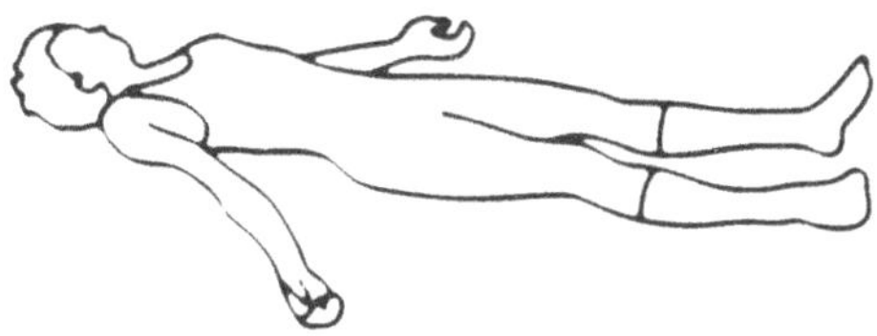

Fig. 146

Idem 1ª Sequência (passo 12).

SÉTIMA SEQUÊNCIA COMPLETA

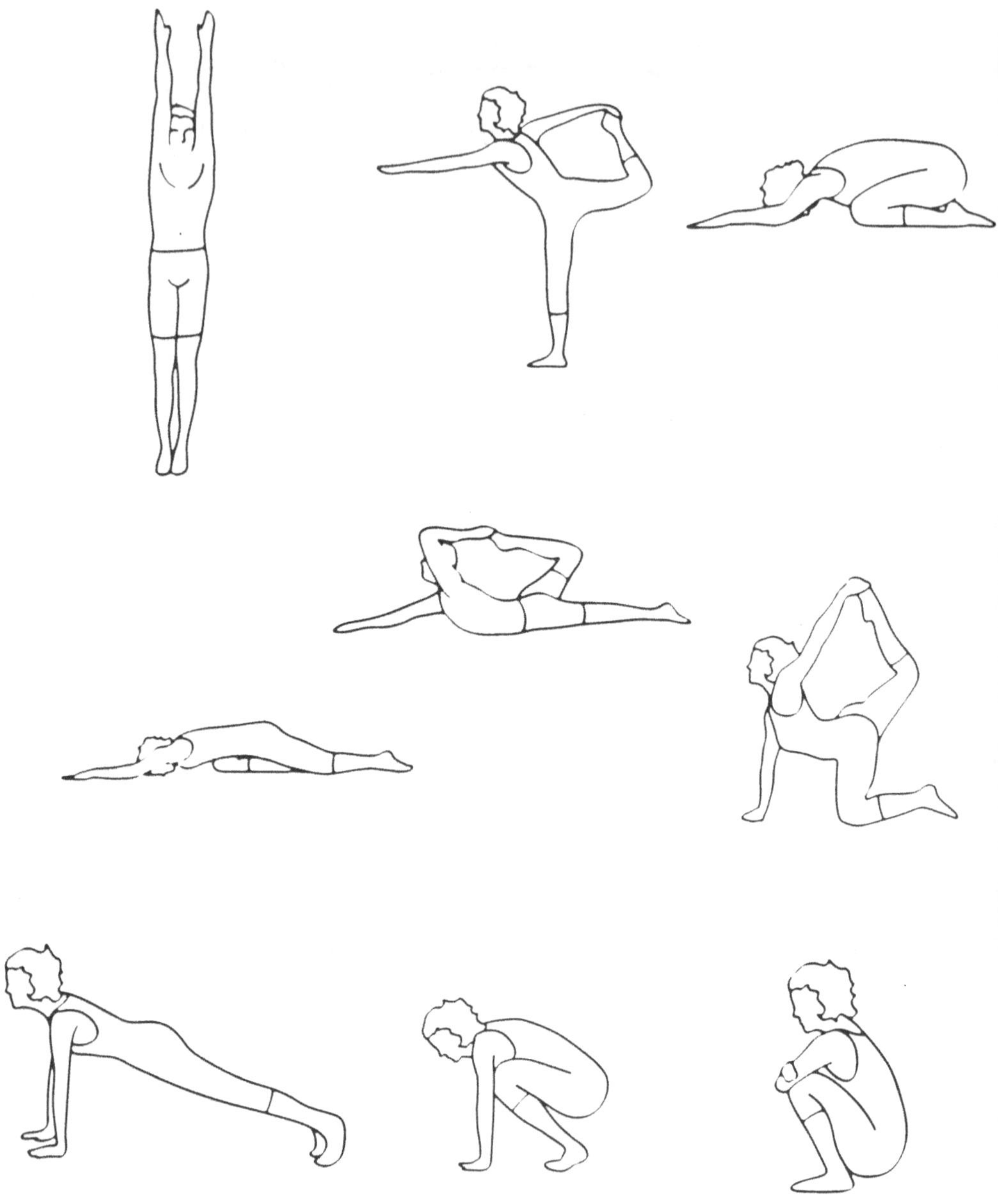

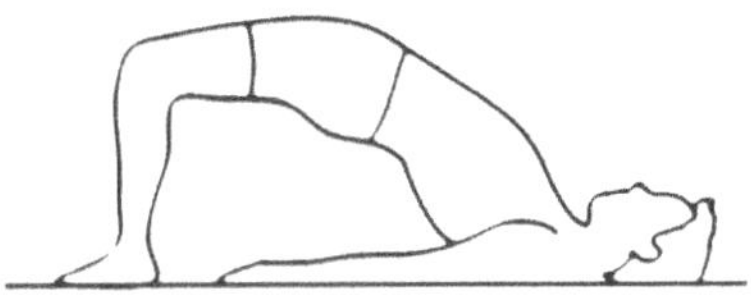

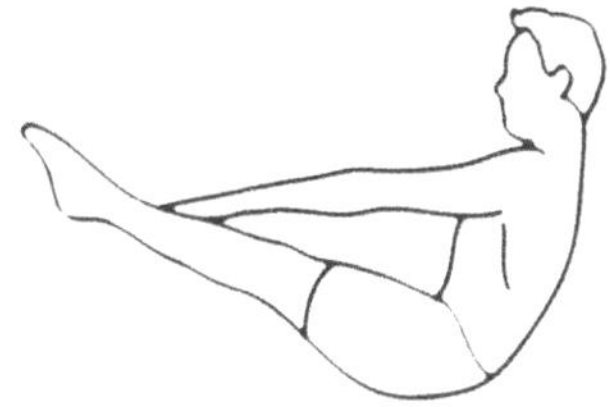

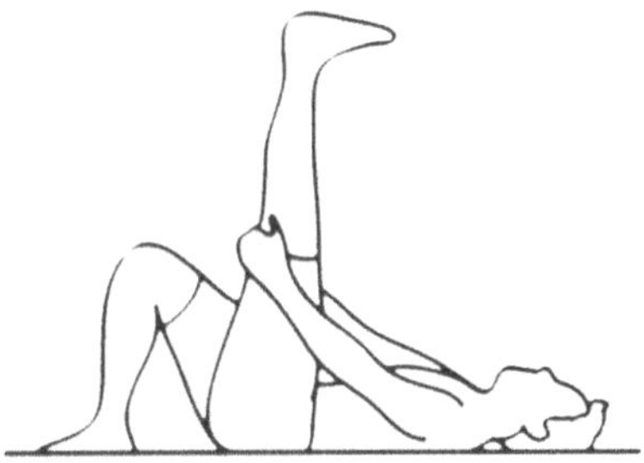

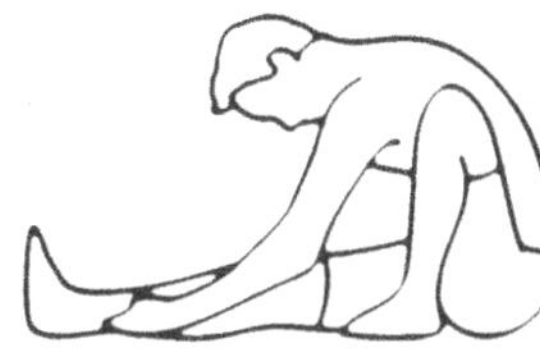

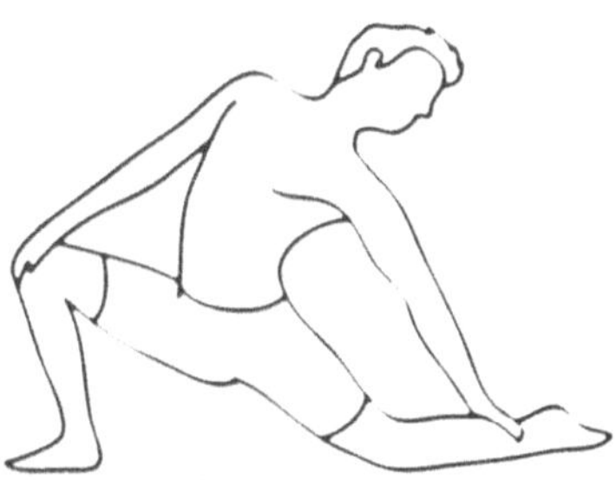

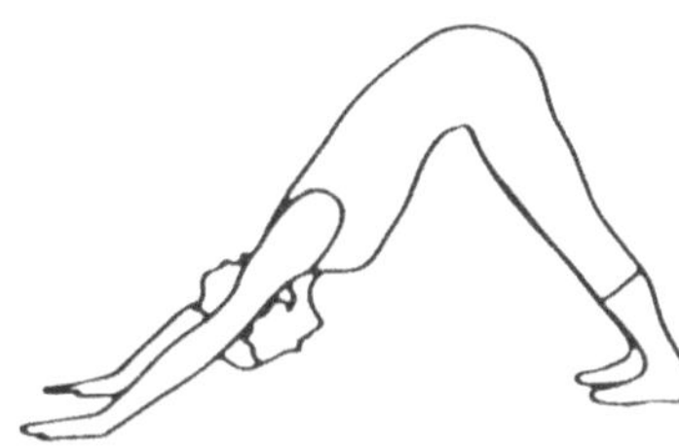

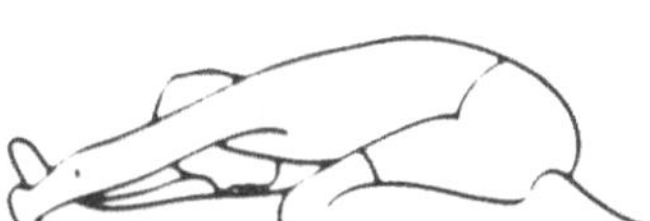

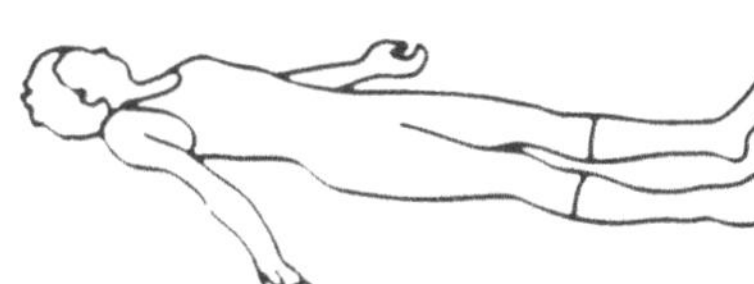

TRÊS PRÁTICAS RESPIRATÓRIAS

As três respirações mostradas a seguir são apenas algumas dentre as muitas práticas respiratórias do yoga. Estão descritas de maneira simplificada, para que o iniciante possa realizá-las com facilidade. No entanto, mesmo assim são capazes de produzir efeitos bastante benéficos no organismo.

RESPIRAÇÃO PURIFICADORA / PRATILOMA PRANAYAMA

Esta respiração é muito utilizada para complementar outros exercícios respiratórios. Pode ser feita ao longo ou ao final de suas práticas, para purificar e ventilar os pulmões. A respiração purificadora, além de limpar os pulmões e alongar a respiração, combatendo a apneia, oxigena e revigora o organismo, trazendo disposição e bem-estar.

a) *Inspire* profundamente, procurando encher os pulmões completamente;
b) Quando sentir os pulmões cheios, *retenha* o ar por alguns segundos;
c) Com força, sem inchar as bochechas, *assopre* uma vela imaginária, colocada a uns dois metros de distância, tentando apagá-la, até sentir os pulmões quase completamente vazios. Para ajudar a expiração, contraia o abdômen enquanto assopra.
d) Quando tiver assoprado até quase o seu limite máximo, *pare* por alguns instantes, sem inspirar, mantendo o abdômen contraído.
e) *Assopre* agora algumas vezes para expulsar o ar residual;
f) Relaxe o abdômen e, em seguida, inspire e expire normalmente.

Você pode fazer esta respiração duas ou três vezes ao longo de uma prática de uma hora ou uma hora e meia.

RESPIRAÇÃO REVITALIZADORA / RAJAS PRANAYAMA

Esta prática revigora e tonifica o sistema nervoso, diminuindo a tensão enquanto proporciona um alongamento imediato da respiração.

a) Em pé, *inspire* profundamente e *retenha* o ar;
b) Estenda os braços horizontalmente à frente do corpo;
c) *Contraia* gradualmente os músculos dos braços, fechando os punhos até chegar ao máximo de contração que puder;
d) Com os punhos fechados e os músculos totalmente contraídos, em movimentos rápidos traga as *mãos de encontro aos ombros*, de três a cinco vezes.
e) Expire fortemente pela boca, enquanto relaxa os braços descendo-os ao longo do corpo;
g) Para terminar, faça a respiração purificadora uma vez.

RESPIRAÇÃO ALTERNADA / NADI SHODANA PRANAYAMA

Esta respiração é agradável e fácil de fazer. É comumente utilizada como preparação para outros pranayama. Faça-a de preferência em uma posição sentada. É uma prática calmante que alonga a respiração, trazendo tranquilidade e bem-estar.

Para fechar as narinas, você pode usar indiferentemente a mão direita ou esquerda. O uso da mão direita, como é mostrado a seguir, acontece apenas para facilitar a explicação. Durante o exercício, faça as inspirações e expirações no seu ritmo normal. Faça quantas vezes quiser.

a) *Inspire* completamente e retenha o ar com os pulmões cheios, por alguns segundos;
b) Com o polegar da mão direita, conforme mostra o desenho (Fig. 147), *feche a narina direita* (Fig. 148);

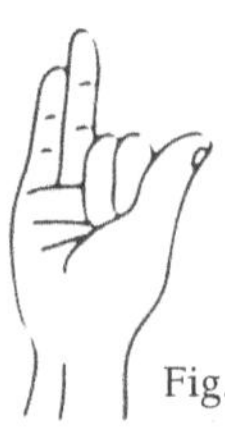

Fig. 147

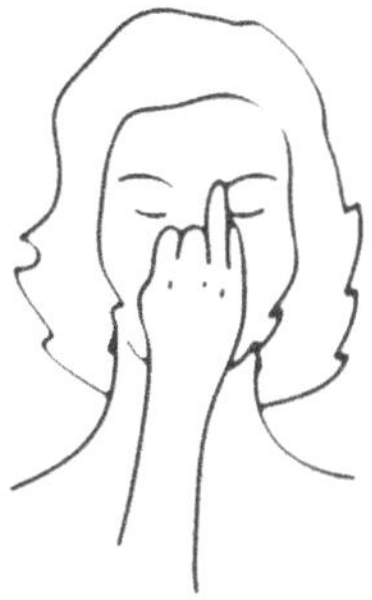

Fig. 148

c) *Expire* e depois *inspire* pela narina *esquerda*;
d) Com o anular, *feche a narina esquerda*, liberando a direita;
e) *Expire* e depois *inspire* pela narina *direita* (Fig. 149);

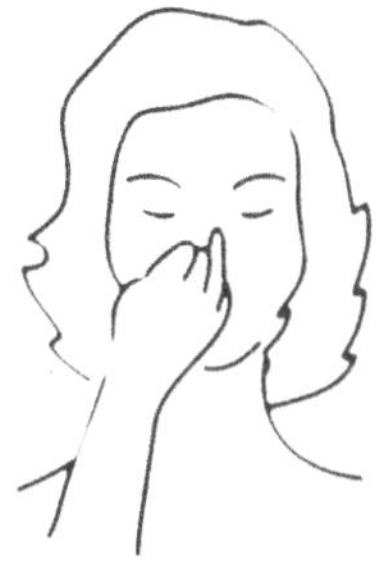

Fig. 149

f) Com o polegar, *feche* a narina *direita*, liberando em seguida a narina esquerda (Fig. 148);
g) *Expire* novamente pela narina *esquerda*, e assim por diante.

GLOSSÁRIO DA NOMENCLATURA EM SÂNSCRITO*

Nem sempre existe uma correspondência clara entre as posições do yoga e seus respectivos nomes. Alguns fazem referência não à posição em si, mas à maneira como é feita ou a um lugar, outros ainda são homenagens ao seu criador etc.

Ao pesquisar a literatura, podemos encontrar também muitas variações na grafia e nomenclatura dos ásanas, entre os diversos autores de textos e livros de yoga. Frequentemente, são encontrados nomes diferentes designando uma mesma posição, ou então um mesmo nome é usado para indicar posições diferentes, o que pode gerar confusão tanto para aqueles que estão iniciando os seus estudos, como para praticantes acostumados a uma determinada nomenclatura. Isso acontece porque a nomeação dos ásanas é livre, não existem regras estabelecidas e também não há nenhuma intenção dos professores e estudiosos do yoga nesse sentido. Há apenas um consenso quanto à utilização do sânscrito.

A nomeação das posições descritas ao longo deste livro foi feita respeitando-se as tradições e origens do yoga a partir de uma pesquisa feita em textos tradicionais, revistas e livros especializados, e com alguns professores de yoga que ensinam métodos diferentes entre si.

Demos preferência por utilizar nomes já consagrados pelo uso entre nós. Em alguns casos, são apresentados outros nomes possíveis para uma determinada posição.

---

* Este glossário foi organizado pela professora de yoga Cristiane Tabarelli Barillari, com a colaboração de Leonardo Castilhone, estudioso do sânscrito, e supervisão de João Carlos Barbosa Gonçalves, doutor em sânscrito pela Universidade de São Paulo.

Optamos também por aportuguesar a grafia das palavras em sânscrito e chegar o mais próximo possível da sua sonoridade original. Também são mostradas as raízes sânscritas.

Adho Mukha Shvanásana
Adho = para baixo
Mukha = face
Svana = cachorro
Posição do cachorro olhando para baixo; Posição do cachorro invertido; Posição do alongamento intenso em quatro apoios.
Ver também *Uttána Chatuspadásana.*

Ardha Bhujangásana
Ardha = meia, incompleta
Bhujanga = serpente; cobra
Posição incompleta da serpente; Posição da meia-serpente;
Posição da meia-cobra.

Ardha Chakrásana
Ardha = meia; incompleta
Chakra = roda; círculo
Posição da retroflexão em pé; Posição incompleta do círculo.

Ardha Vakra Bhujangásana
Ardha = meia; incompleta
Vakra = torção
Bhujanga = serpente; cobra
Posição da meia-serpente com torção; Posição da meia-cobra com torção.

Baddha Konásana
Baddha = contido; preso; firme
Kona = ângulo
Posição com as pernas em ângulo.

Balásana
Bala = criança
Posição da criança; Posição do gesto do yoga; Posição da folha.
Ver também *Yoga Mudra.*

Banchyásana
Banchi = bambu
Posição do bambu; Posição do corpo com o movimento do bambu.

Bhujangásana
Bhujanga = serpente; cobra
Posição da serpente; Posição da cobra.

Chandrásana
Chandra = lua
Posição do corpo em forma de lua; Posição da lua.

Chaturanga Dandásana
Chatur = quatro
Anga = partes
Danda = bastão
Posição com quatro apoios no chão e a coluna reta como um bastão; Posição da prancha.

Dandásana
Danda = bastão
Posição da coluna firme como um bastão; Posição da coluna firme.

Dhanurásana
Dhanur = arco
Posição do arco.

Dolásana
Dola = balanço
Posição da retroflexão horizontal; Posição do balanço.

Dvi Pada Pavana Muktásana
Dvi = dois
Pada = pé, perna
Pavana = vento
Muktásana = liberação
Posição da liberação dos ventos; Posição enrolada.

Ekapada Pavana Muktásana
Eka = um
Pada = perna ou pé
Pavana = vento
Muktásana = liberação
Posição em decúbito dorsal com a perna dobrada.

Gomukhásana
Gomukha = cabeça de vaca
Posição da cabeça de vaca; Posição do gancho.
Obs.: esta posição tem esse nome porque quando é vista de longe e por trás lembra a cabeça de uma vaca.

Halásana
Hala = arado
Posição com o corpo em forma de arado; Posição do arado.

Hastásana
Hasta = mão
Posição das mãos para o alto.

Janu Shirshásana
Janu = joelho
Shirsha = cabeça
Posição da cabeça em direção ao joelho.

Lótus
Lótus = tipo de flor
Posição do lótus.
Obs.: A flor de lótus, que cresce em pântanos, simboliza a forma perfeita.
Ver também *Padmásana.*

Marichyásana
Marichya = ser mitológico hindu, um dos ancestrais do Sol.
Posição da extensão posterior.

Matsyásana
Matsya = peixe
Posição do peixe.

Nadi
Nadi = conduto; canal

Natarajásana
Nataraja = o rei dos dançarinos; Shiva dançante
Posição Nataraja, o rei dos dançarinos.
Obs.: Shiva, o deus hindu da transformação ou destruição, é considerado o primeiro praticante e mestre de yoga.

Natashira Vajrásana
Nata = dança; dançante
Shira = cabeça
Vajrá = raio, diamante, bastão
Posição da cabeça dançante.
Obs.: A sua forma final é idêntica à posição do camelo, mas na execução da posição da cabeça dançante parte-se da posição ajoelhada, inclinando o tronco e a cabeça para trás.
Ver também *Ushtrásana.*

Navásana
Nava = barco
Posição do corpo em forma de barco; Posição do barco.

Padangusthásana
Pada = pé
Angustha = hálux, o dedo grande do pé
Posição deitada segurando a perna esticada; Posição do dedão do pé.

Padásana
Pada = pé
Posição em pé; Posição firme como uma montanha; Posição da montanha; Posição em equilíbrio.
Ver também *Tadásana* e *Samasthiti*.

Padahastásana
Pada = pé
Hasta = mão
Posição das mãos em direção aos pés; Posição da flexão anterior do tronco; Posição do alongamento intenso.
Ver também *Uttanásana*.

Padmásana
Padma = flor de lótus
Posição do lótus.
Ver também *Lótus*.

Paschimottanásana
Paschima = parte posterior do corpo
Uttána = alongamento intenso
Posição do alongamento intenso da parte posterior do corpo; Posição da extensão posterior.

Pranayama
Prana = energia; alento vital
Ayama = controle; contenção
São as práticas respiratórias destinadas a alterar a circulação de energia do corpo.

Pratiloma = reversão

Pristhásana
Pristhá = costas, a parte traseira de qualquer coisa.
Posição da retroflexão em pé para fortalecimento das costas.

Rajas = energia

Samasthiti
Sama = equilíbrio
Sthiti = estar em; posicionamento
Posição em equilíbrio; Posição firme como uma montanha; Posição da montanha; Posição em pé.

Sarvangásana
Sarva = todo
Anga = parte; membro
Posição do corpo para o alto.

Setu Bandhásana
Setu = ponte
Bandha = preso; montado
Posição da meia-ponte; Posição da pontezinha.

Shavásana
Shava = cadáver
Posição do cadáver; Posição do relaxamento total.

Shodana = purificação

Supta Baddhakonásana
Supta = deitado; adormecido
Baddha = contida
Kona = ângulo
Posição deitada com as pernas em ângulo; Posição virtuosa em ângulo deitado.

Supta Kapotásana
Supta = deitado ou adormecido
Kapota = pombo
Posição do pombo adormecido; Posição do pombo deitado.

Supta Vajrásana
Supta = deitado; adormecido
Vajrá = raio; diamante; bastão
Posição das pernas em vajra; Meia posição do alongamento supino.
Obs.: Posição das pernas flexionadas sem cruzá-las, estando os ísquios sobre os calcanhares ou estes encostados no lado externo das coxas.

Tadásana
Tada = montanha
Posição firme como uma montanha; Posição da montanha; Posição em pé; Posição em equilíbrio.
Ver também *Padásana* e *Samasthiti.*

Tryang Mukhaikapada
Triang = três partes
Mukha = cabeça
Eka = um
Pada = pé
Posição da cabeça em direção a um pé.

Trikonásana
Trikona = triângulo
Posição em pé com as pernas formando um triângulo.

Urdhva Hastásana
Urdhva = para o alto
Hasta = mão
Posição das mãos para o alto.

Ushtrásana
Ushtra = camelo
Posição do camelo.
Obs.: A sua forma final é idêntica à posição da cabeça dançante, mas a montagem do *Ushtrásana* é feita a partir da posição sentada sobre os calcanhares, elevando os quadris e inclinando em seguida a cabeça para trás. Ver também *Natashira Vajrásana.*

Uttanásana
Uttána = alongamento intenso
Posição do alongamento intenso; Posição da flexão anterior do tronco.

Uttána Chatuspadásana
Uttána = alongamento intenso
Chatus = quatro
Pada = apoios, pé
Posição do alongamento intenso em quatro apoios; Posição do cachorro olhando para baixo; Posição do cachorro invertido.

Utkásana
Utka = cócoras
Posição de cócoras; Posição do índio; Posição do caipira.

Vajrásana
Vajrá = raio, diamante, bastão
Posição diamantina; Posição das pernas flexionadas sem cruzá-las, estando os ísquios apoiados sobre os calcanhares ou estes encostados no lado externo das coxas.

Viparita Karanyásana

Viparita = invertido

Karani = corpo ou, num sentido mais amplo, "um organismo que age"

Posição do corpo invertido.

Obs.: A palavra *karani* tem como raiz o verbo *kr*, que significa fazer.

Virabhadrásana

Vira = herói

Bhadra = virtuoso

Posição do herói virtuoso.

Obs.: Na mitologia hindu, é o nome de uma das formas de Shiva, o deus da destruição ou transformação, quando destrói o ritual de Daksha.

Yoga Mudra

Yoga = união

Mudra = gesto

Posição do gesto do yoga; Posição da folha.

Veja também *Balásana.*

AGRADECIMENTOS

À professora de yoga Cristiane Tabarelli Barillari, pelo cuidadoso trabalho de pesquisa feito para que as posições fossem nomeadas em sânscrito o mais adequadamente possível, e ao Leonardo Castilhone, professor de yoga, que ajudou a Cristiane.

Ao professor de sânscrito João Carlos Barbosa Gonçalves, que abriu espaço na sua agitada agenda para nos socorrer nas dúvidas de nomenclatura.

Aos fisioterapeutas Bruno Alvarenga e Rosângela Saad, que me ajudaram a melhorar minhas explicações teóricas.

Ao Luiz Cersósimo, que contribuiu com críticas e sugestões importantes, e também fez a minha foto.

Ao João Paulo, que manteve o meu computador funcionando.

À Dra. Zilda Hutchinson Schild Silva, Roseli de Souza Ferraz, Nilza Agua e toda a equipe da Editora Pensamento-Cultrix, pelo profissionalismo e cordialidade com que sempre tenho sido atendido nestes 10 anos como um de seus autores.

À Berenice Souza, Emília Camargo, Sâmia Maluf, Maria Silvia Mourão, Helenice Biava, Stela Garbi e Graziela Garbi, que contribuíram decisivamente para a realização deste trabalho.

Este livro é dedicado ao meu filho Ian.

BIBLIOGRAFIA

Blay, Antonio. *Fundamento e Técnica do Hatha Yoga*. Edições Loyola, São Paulo, 1977.

Cailliet, René. *Joelho: Dor e Incapacidade*. Editora Manole, São Paulo, 1976.

Cailliet, René. *Lombalgias*. Editora Manole, São Paulo, 1976.

Daniels, Lucille & Catherine Worthingham. *Provas de Função Muscular*. Editora Interamericana, Rio de Janeiro, 1972.

Hewitt, James. *The Complete Yoga Book*. Century Paperbacks, 1989.

Iyengar, B. K. S. *A Luz da Ioga*. Editora Cultrix, São Paulo, 1986.

Iyengar, B. K. S. *Posturas Principais*. Editora Cores e Letras, São Paulo, 2006.

Kupfer, Pedro. *Formação em Yoga* - Módulo I. Yogabindu, Santa Catarina, 2006.

Kuvalayananda, Swami. *Asanas*. Editora Cultrix, São Paulo, 1976.

Monier, Williams. *A Sanskrit-English Dictionary*. Delhi: Motilal Banarsidass, 1997.

Ramacharaca, Yogue. *Ciência Hindu-Yogue da Respiração*. Editora Pensamento, São Paulo, 1978.

Souchard, Ph. E. *Ginástica Postural Global*. Livraria Martins Fontes Editora, São Paulo, 1988.

Souchard, Ph. E. *O Stretching Global Ativo*. Editora Manole, São Paulo, 1996.

Sparrowe, Linda & Walden, Patrícia. *O Livro de Yoga e Saúde para a Mulher*. Editora Pensamento, São Paulo, 2002.

Wirhed, Rolf. *Atlas de Anatomia do Movimento*. Editora Manole, São Paulo, 1986.

Sites consultados: www.sankrit-sanscrito.com.br – www.sanskrit.gde.to

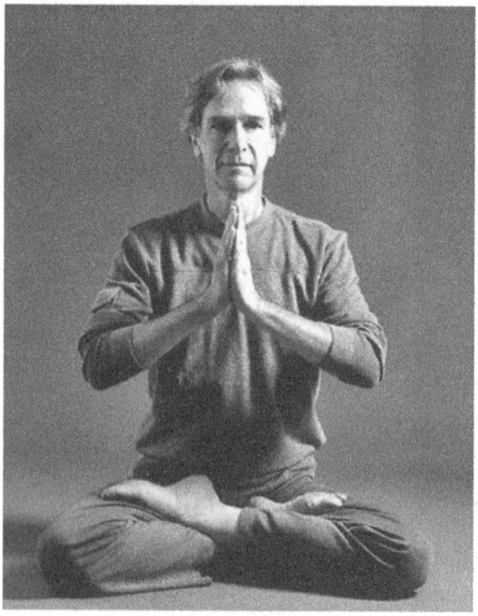

SÍLVIO CAMARGO
Fisioterapeuta formado pela Universidade de São Paulo; professor de meditação e yoga

http://www.amentesilenciosa.blogspot.com
E-mail: yogasilviocamargo@yahoo.com.br